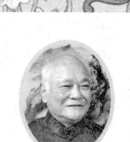

国医大师 **李济仁** 亲自主审

U0188795

肿瘤千家妙方

《千家妙方系列丛书》 典藏版

王惟恒 杨吉祥 编著

精选中医治疗肿瘤的 **800** 余首秘验特效良方
包括内服、外敷、熏洗及食疗方等

中国科学技术出版社
北京

选方用药注重"简、便、廉、验"
轻松掌握防治良策,摆脱疾病困扰

图书在版编目（CIP）数据

肿瘤千家妙方 / 王惟恒，杨吉祥编著，—北京：中
国科学技术出版社，2017.3（2018.9 重印）

ISBN 978-7-5046-7351-0

Ⅰ．①肿… Ⅱ．①王… ②杨… Ⅲ．①肿瘤－验方－
汇编 Ⅳ．① R289.55

中国版本图书馆 CIP 数据核字（2016）第 314192 号

策划编辑	焦健姿
责任编辑	焦健姿　黄维佳
装帧设计	华图文轩
责任校对	龚利霞
责任印制	李晓霖

出　　版	中国科学技术出版社
发　　行	中国科学技术出版社发行部
地　　址	北京市海淀区中关村南大街 16 号
邮　　编	100081
发行电话	010-62173865
传　　真	010-62173081
网　　址	http：//www.cspbooks.com.cn

开　　本	889mm×1194mm　1/24
字　　数	147 千字
印　　张	7
版　　次	2017 年 3 月第 1 版
印　　次	2018 年 9 月第 2 次印刷
印刷公司	北京威远印刷有限公司
书　　号	ISBN 978-7-5046-7351-0/R・1988
定　　价	19.50 元

巧 用 千 家 验 方　　妙 治 各 科 百 病

《千家妙方系列丛书》
丛 书 编 委 会

主　审　国医大师　新安　李济仁

主　编　王惟恒　李　艳

副主编　杨吉祥　张卫阳

编　委　王惟恒　王　君　王　芳　李　艳

　　　　张卫阳　汪　文　杨吉祥　胡　芳

　　　　黄　芳　董海燕　谭洪福

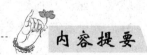 **内容提要**

　　作者精选了中医治疗肿瘤的 800 余首特效良方，包括中药内服、外敷、熏洗以及食疗等，对于较难理解的病证名和医学术语作了简明扼要的解释。本书语言通俗易懂，深入浅出，在选方用药上突出"简、便、廉、验"的特色，力求疗效可靠，适合普通家庭配方使用。另外，本书还介绍了预防肿瘤的小常识，帮您掌握肿瘤防治良策，促进健康，摆脱疾病的困扰。

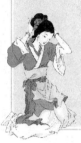

肿瘤千家妙方 巧用千家验方 妙治各科百病

典藏版前言

古今验方 | 中药方 | 食疗方 | 足浴方 | 贴穴方 | 熏洗方

　　《肿瘤千家妙方》自 2012 年初版以来，由于内容实用受到广大读者的喜爱。许多读者反映使用本书的方剂后，收到了显著的疗效，也有读者提出一些宝贵的修改意见。为此，我们在中国科学技术出版社的热情指导和大力支持下，对本书进行了修订。

　　本次修订，除增补了较多的名家验方外，对原来方药组成应用雷同、适应证不够明确、普通读者难以取舍的方剂进行了删节；同时增补了大量实用性强而确有良效的方剂，使本书更精练、更实用。尽管如此，我们还是要提醒读者朋友们，在使用本书介绍的方剂时，必须对适应证进行严格对照，并在医师的指导下使用，以免产生不良后果。

　　作者精选了中医药治疗肿瘤的 800 余首特效良方，包括中药内服、外敷、熏洗、食疗，以及简易的经穴疗法与按摩等，既有古今名家的临床效方、验方，也有颇具实效的民间单方、偏方、秘方。在选方上强调择善缀录，有据可考，有验可证，突出"简、便、廉、验"的特色，适合普通家庭和基层医务工作者配方参考，也可供广大医学生和中医药爱好者阅读。

编　者

丁酉年春

肿瘤千家妙方 巧用千家验方 妙治各科百病

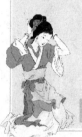

编者的话

古今验方 · 中药方 · 食疗方 · 足浴方 · 贴穴方 · 熏洗方

　　人类发现肿瘤已有3000年以上历史。在我国，早在殷墟甲骨文中就已有"瘤"的病名记载了。中医学认为，肿者，肿大也；瘤者，留居也；肿大成块，留居在一起而不消散之物，谓之肿瘤。肿瘤，特别是恶性肿瘤，是当前严重影响人类健康、威胁人类生命的主要疾病之一。

　　中医药在肿瘤防治中的作用已被世人所公认。近代的许多基础和临床研究都表明，中医药预防癌症蕴涵潜力，防治癌前病变卓有疗效，阻断和防止肿瘤转移、扩散的研究苗头可喜。特别是在肿瘤治疗方面，由于中医学的理论体系和治疗方法独具特色，因而既显示出了它的许多优势，又弥补了西医治疗中的不足。可以这样说，中医中药治癌对于减轻癌症病人的症状和痛苦，提高生存质量，延长生命，降低癌症的死亡率，都有其重要的意义。

　　本书精选了中医治疗肿瘤的800余首特效良方，选方用药注重"简、便、廉、验"的特色，力求疗效可靠，适合普通家庭配方使用，书中还穿插介绍了预防肿瘤的小常识，帮您掌握肿瘤防治良策，促进康复，摆脱疾病困扰。

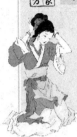

肿瘤千家妙方 巧用千家验方 妙治各科百病

目　录

古今验方 · 中药方 · 食疗方 · 足浴方 · 贴穴方 · 熏洗方

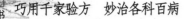

肿瘤千家妙方

巧用千家验方　妙治各科百病

妙千方家
系列丛书

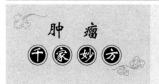

鼻咽癌

鼻咽癌的形成与先天因素、外界侵袭及七情所伤密切相关。或因外界气候、环境的变迁，或因病毒的吸收、吸烟、饮酒、煤油烟熏、鼻咽疾病（包括鼻咽部位残余腺感染、黏膜糜烂、黏膜溃疡、鼻咽增生结节）等所引起。从病机分析，本病多属肺热，肺开窍于鼻，肺气通于鼻，肺经郁热而致上焦热盛，迫血离经而见鼻衄；肺热瘀结，则气滞血瘀，故鼻塞而变生息肉、肿块。再者，七情内伤，肝郁气滞，肝胆火热挟邪毒上移于脑，致脑崩、脑漏，产生头痛、耳鸣，又见"真头痛"。其次，肝郁化火，灼液为痰，痰火互结，阻塞经络，终致痰瘀胶结，日久形成肿块、失荣、上石疽等。故鼻咽癌的基本治则应包括宣肺清热、疏肝解郁、活血化瘀、化痰散结、软坚消肿、解毒抗癌等内容。早期、适量、全程应用抗癌中草药，有利于消除癌肿，控制扩散和防止癌转移。

■ 抗癌基本方加味治鼻咽癌

◎ 鹅不食草30克，夏枯草30克，苍耳草30克，石上柏30克，辛夷15克。用法：水煎服，每日1剂。肝郁火旺可加柴胡10克，八月札30克，郁金10克，龙胆草10克；痰浊内蕴可加半夏10克，陈皮10克，海藻15克，昆布15克，贝母10克，瓜蒌20克；气滞血瘀加赤芍、川芎、桃仁、红花、丹参等活血化瘀之品。此外，具有解毒抗癌作用的中草药如七叶一枝花、白花蛇舌草、山慈菇、山豆根、半枝莲等，亦可酌情选用。（《中西医结合临床肿瘤内科学》）

■ 当归首乌汤治鼻咽癌放疗后皮炎

◎ 当归12克，何首乌15克，熟地黄15克，阿胶12克，女贞子15克，天花粉12克，麦冬12克，地肤子15克，白鲜皮15克，甘草6克。水煎服，每日1剂。外用花椒、枯矾水洗净后，外敷三黄软膏或紫色消肿膏。用于放疗后引起的放射性皮炎者。（《中医抗癌300问》）

■ 耿氏内外兼治方治鼻咽癌

◎ 内服：药用龙葵30克，山豆根20克，山慈菇20克，白花蛇舌草20克，土贝母20克，半枝莲20克，七叶一枝花10克，木芙蓉10克，荔枝果10克。水煎服，每日1剂。外用：山豆根10克，冰片1克，共研极细粉末，吹敷患处。（中国中医研究院耿鉴庭经验方）

■ 张氏外治经验方治鼻咽癌

◎ 甘遂3克，甜瓜蒂3克，硼砂1.5克，飞辰砂1.5克。共研为细末，吹入鼻内，每日2～3次。切勿入口。（上海名老中医张赞成经验方）

■ 石膏大黄饮治鼻咽癌

◎ 生石膏30克，制大黄5克，川芎5克，白芷5克，蝉蜕4克，玄参30克，生地黄30克，淡黄芩10克，人中黄10克，金银花10克。用法：水煎服，每日1剂。适用于鼻咽癌放疗后鼻腔大出血者。（江苏南通市肿瘤医院之经验方）

■ 银花钩藤汤治鼻咽癌

◎ 金银花15克，双钩藤15克，生白芍15克，明天麻10克，白菊花10克，牡丹皮10克，炒桑枝10克，生石决明20克，生甘草10克。水煎服，每日1剂。适用于鼻咽癌化疗过程中出现面神经麻痹而致面瘫者。（《中医抗癌300问》）

■ 天龙四虫散治鼻咽癌

◎ 壁虎（炙黄）300 克，蜈蚣 30 克，水蛭（炙）150 克，蟾蜍 3 克，人参 100 克，共研细末。内服每次 5 克，每日 3 次。适用于鼻咽癌颈部淋巴结转移者。（《实用中西医肿瘤治疗大全》）

■ 通窍活血汤增敏治鼻咽癌

◎ 赤芍 5 克，川芎 5 克，桃仁 5 克，当归 5 克，莪术 5 克，白芷 5 克，蚤休 10 克，山豆根 10 克，生姜 3 片，大枣 5 枚。口干、咽燥加沙参、麦冬、天花粉；肿瘤部位放射治疗后红、肿、热、痛加金银花、连翘；胃脘不适加砂仁、石斛；头晕、乏力加红参。放疗全程治疗中配用本方，每日 1 剂，水煎取汁分早、晚 2 次服。据临床观察，运用本方对放疗有增敏作用，鼻咽部肿块的消退率明显优于单纯化疗组。（《中医抗癌 300 问》）

按：鼻咽癌对放射线敏感，目前放疗仍是首选疗法。然而，临床上常有一些鼻咽癌患者在放疗理论剂量完成后，局部病灶仍达不到理想的控制目标，或者超大剂量也不能使病灶消退。由于放射剂量过高只能增加放射损伤而不能提高生存率，而且剂量越大，病人的生存质量越差。如何增加肿瘤对放射线的敏感性，尽可能地减少放射剂量，是目前临床研究的一个重要课题。

目前，临床上以活血化瘀药应用最多。放疗失败的原因之一是肿瘤内供血不足，致使乏氧细胞形成对放射的抗拒，而活血化瘀中药可降低血液黏稠度，改善微循环，提高癌细胞对放射线的敏感性。

■ 简便验方治鼻咽癌

验方 1　蛇莲三味汤

◎ 白花蛇舌草 60 克，半枝莲 30 克，金果榄 9 ～ 12 克。水煎服，每日 1 剂。

本方源于《中草药单方验方选编》，功能解毒抑癌，适用于鼻咽癌肺转移。

验方 2　三七四虫液

◎ 蜈蚣 3 条，炮山甲、土鳖虫、地龙、三七各 3 克。将药焙干，共研细末，用米醋调成悬浊液服，每日 1 剂。本方源于《抗癌中草药制剂》，功能解毒抗癌，适用于鼻咽癌。

验方 3　半枝莲蜜饮

◎半枝莲 150 克，蜂蜜 30 毫升。将半枝莲洗净，切段，放入砂锅，加水煎煮 2 次，每次 30 分钟，合并 2 次煎液，趁热加入蜂蜜，拌匀即成。早晚 2 次分服。功效：清热解毒，化瘀抗癌。主治：适用于鼻咽癌及鼻咽癌肺转移伴胸腔积液者。

验方 4　开金锁煎

◎ 开金锁、七叶一枝花各 30 克，马勃（包煎）9 克，射干 15 克。水煎服，每日 1 剂。本方源于《实用药物抗癌手册》。功能解毒利咽抗癌，适用于鼻咽癌。

验方 5　养阴抗癌汤

◎ 太子参 30 克，玄参、麦冬、生地黄、女贞子各 15 克，石斛 10 克，天花粉 20 克。水煎服，每日 1 剂，开始放疗即服中药。本方为中医李连华经验方。功能益气养阴，适用于鼻咽癌放疗患者。

验方 6　人参银蛇汤

◎ 人参 3 克，金银花、白花蛇舌草（或夏枯草）各 20～30 克。水煎服，人参单煎服，服人参当天不服其他 3 种中药，另 3 种中药水煎服，每周 2 次。本方源于《中国中西医结合杂志》1986 年第 5 期。功能益气扶正，清热解毒，适用于鼻咽癌放疗期。

验方 7　二冬四参汤

◎ 天冬、麦冬各 12 克，沙参 10 克，元参 9 克，生地黄 10 克，白茅根 12 克，玉竹、金银花各 9 克，白花蛇舌草 15 克，白毛藤 20～30 克，党参 12 克，茯苓、白术各 10 克，丹参 15 克，甘草 3 克。每剂煎 3 次，代茶饮，可长期服用。 本方源于《中国中西医结合杂志》1985 年第 5 期。功能益气生津，解毒抗癌，适用于鼻咽癌。

验方 8　沙参龙蛇汤

◎ 北沙参 15 克，川石斛、玉竹各 12 克，白花蛇舌草 15 克，龙葵 30 克，海藻 12 克，野菊花 15 克，苍耳子 12 克，辛夷花、焦山栀各 10 克，生地黄、赤芍各 15 克，白茅根 30 克，藕节 15 克，麦冬 30 克，象贝母 10 克，玄参 12 克，桃仁 6 克，夏枯草 30 克，大枣 7 枚。水煎服，每日 1 剂。此方源于《上海中医药杂志》1989 年第 1 期。功能清热生津，解毒散结，适用于鼻咽癌。

验方 9　蛇莲二参汤

◎ 白花蛇舌草、半枝莲、党参、玄参各 15 克，石斛 30 克，生地黄、熟地黄、麦冬各 24 克，连翘 18 克，天冬 24 克，刺蒺藜 18 克，玉竹、山药、赤芍各 12 克，黄芩、白芷、山豆根各 9 克。水煎服，每日 1 剂。本方源于《抗癌中草药制剂》。功能养阴清肺，抗癌，适用于鼻咽癌。

验方 10　蛇泡勒抗癌汤

◎ 蛇泡簕、丹参、钩藤、走马胎各 30 克，老鼠刺、铁包金、入地金牛、茜草根、刺蒺藜、穿破石、山慈菇各 15 克，大枣 60 克，细叶七星剑 15 克。水煎服，每日 1 剂。本方攻瘀抗癌，清热解毒，适用于鼻咽癌。（民间验方）

验方 11　蛇泡簕解毒抗癌汤

◎ 蛇泡簕、白茅根、野菊花，铁包金各 30 克，入地金牛、土鳖虫各 15 克，大蓟 21 克，甘草 9 克。水煎服，每日 1 剂。本方源于《抗癌中草药制剂》。功能解毒散结，适用于鼻咽癌。

验方 12　苍耳子散加味方

◎ 辛夷、苍耳子各 12 克，白芷、川芎、黄芩各 3 克，连翘、蒲公英各

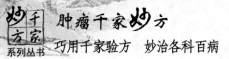
12 克，牡蛎 60 克，夏枯草 12 克，半枝莲 30 克，蜀羊泉 15 克，鹅不食草 12 克。水煎服，每日 1 剂。本方源于《肿瘤的防治》。功能清肺开窍，解毒散结，适用于鼻咽癌。

验方 13　银翘解毒抗癌汤

◎　金银花 30 克，连翘、天花粉各 6 克，当归 15 克，蒲公英 12 克，乳香 15 克，赤芍、黄芩各 6 克，桃仁 15 克，菊花 10 克，大黄 15 克，知母 3 克，薄荷 6 克。水煎服，每日 1 剂。本方为南昌市第一医院治疗鼻咽癌方。功能清热解毒，活血散结。

验方 14　石上柏苍耳汤

◎　石上柏 30 克，苍耳子 10 克，草河车 15 克，射干 10 克，山慈菇 15 克，白茅根 30 克，山豆根 10 克，瓜蒌 20 克，茜草根 10 克，胆南星、半夏、白芷各 15 克。水煎服，每日 1 剂。本方源于《中医肿瘤学》。功能清热泻肺，消炎抗癌，适用于肺热型鼻咽癌。

验方 15　解毒清颅汤

◎　生地黄 15 克，牡丹皮 10 克，石上柏 30 克，山豆根 10 克，钩藤 15 克，全蝎 6 克，夏枯草 15 克，丝瓜络 10 克，虎杖 30 克，僵蚕 1 克，鸡血藤 30 克，苍耳子 10 克。水煎服，每日 1 剂。本方源于《中医肿瘤学》。功能清热解毒，适用于鼻咽癌合并有脑神经损害者。

验方 16　青蒿鳖甲清解汤

◎　青蒿、鳖甲各 10 克，秦艽 9 克，地骨皮、玄参、生地黄各 12 克，金银花、天花粉各 15 克，牡丹皮 10 克，赤、白芍各 10 克，蝉蜕、甘草各 6 克，灯心草 1.5 克，鲜芦根 30 克，常山 10 克，黄芪 30 克。水煎服，每日 1 剂。本方源于《贵州中医学院学报》1989 年第 4 期。功能养阴退热，适用于鼻咽癌化疗后低热。

验方 17 化痰解毒散结汤

◎ 夏枯草、海藻、礞石各 30 克，昆布、钩藤各 24 克，赤芍 15 克，蜂房、苍术各 12 克，桃仁、白芷、生南星（先煎）、制远志、石菖蒲、地龙、蜈蚣、全蝎各 6 克。先煎生南星 2 小时后，再放入其他药物共煎，每日 1 剂，分 2 次服。本方为著名中医段凤舞治疗鼻咽癌方，功能清热解毒，养阴散结。

■ 单味中药辅治鼻咽癌

◎ ①紫草根 30 克，水煎服，每日 1 剂；②鹅不食草 30 ～ 60 克，煎服；③菝葜 30 ～ 120 克，煎汤内服；④每日以辛夷花 15 克，泡茶饮用。此外，冬凌草及其制剂亦有良效，煎服每日 120 克；冬凌草糖浆每次 50 毫升，每日 3 次；冬凌草片每次 10 ～ 15 片，每日 3 次。

■ 外治妙方治鼻咽癌

验方 1 苦瓜甘油酊

◎ 山苦瓜 10 克，甘油 20 克，75% 乙醇 25 毫升。先将山苦瓜切碎，浸泡于乙醇中，添蒸馏水 50 毫升，搅匀后用纱布滤除药渣，加入甘油制成滴鼻剂，每日滴鼻 3 ～ 6 次。本方源于《抗癌中草药制剂》。功能解毒开窍，适用于鼻咽癌。

验方 2 葫芦吹鼻散

◎ 陈葫芦 250 克，麝香 30 克，冰片 30 克。将葫芦炒灰存性，研末，再加入麝香，冰片混匀，把少许药粉吹入鼻咽部，每日数次。本方源于《抗癌中草药制剂》。功能开通鼻窍，适用于鼻咽癌。

验方 3 塞耳方

◎ 葱白、皂角各 3 个，鲜鹅不食草 6 ～ 9 克，麝香 0.15 ～ 0.2 克。将葱白、皂角、鲜鹅不食草捣烂绞汁，加入麝香，以棉花蘸药汁塞耳，亦可将药汁滴耳用。本方聪耳开窍，适用于鼻咽癌。

验方4　四粉散

◎　五倍子粉、冰片粉、三七粉、枯矾粉各等份。共为细末，以凡士林纱条或花生油纱条蘸药粉，塞入出血鼻孔内。本方来源于《癌的扶正培本治疗》，功能抗痛止血，适用于鼻咽癌出血。

■ 食疗妙方辅治鼻咽癌

验方1　山楂石上柏瘦肉汤

◎　猪瘦肉 50 克，山楂 50 克，石上柏 50 克，加水 1500 毫升，煮熟后吃肉喝汤，每日 1 剂。适用于鼻咽癌。

验方2　葵子瘦肉汤

◎　葵树子 30 克，猪瘦肉 60 克，煎煮，食肉喝汤，每日 1 剂。适用于鼻咽癌。

验方3　清热解毒汤

◎　白花蛇舌草 30 克，半枝莲 10 克，大枣 20 克，五味子 10 克，赤小豆 100 克。把上述药材水煮 2 小时，煎液放入冰箱内。每日数次饮服。此方适用于鼻咽癌口舌干燥、肿痛。

验方4　川芎白芷蜜饮

◎　川芎 15 克，白芷 10 克，细辛 5 克，苍耳子 10 克，蜂蜜 30 克。先将川芎、白芷、细辛、苍耳子分别切碎后，同放入砂锅，加水浸泡片刻，煎煮 30 分钟，用洁净纱布过滤，去渣，取滤汁放入容器，待其温热时，兑入蜂蜜，拌和均匀即成。早晚 2 次分服。功能行气通窍，活血止痛。适用于鼻咽癌疼痛。

验方5　两面针徐长卿蜜饮

◎　两面针 30 克，徐长卿 15 克，川芎 15 克，蜂蜜 30 克。先将两面针、徐长卿、川芎分别切碎后，同放入砂锅，加水浸泡片刻，煎煮 30 分钟，用洁净纱布过滤，去渣，取滤汁放入容器，待其温热时，兑入蜂蜜，拌和均匀即成。早晚 2 次分服。功能清热解毒，行气止痛。适用于鼻咽癌疼痛，作用明显而持久，对中老年鼻咽癌疼痛者有较好的治疗效果，坚持服食本食疗方，可改善临床症状，提高机体的抗癌能力。

验方 6 龙胆草清鼻饮

◎ 龙胆草 5 克，野菊花 10 克，苍耳子 10 克，白芷 10 克，蜂蜜 30 克。先将龙胆草、野菊花、苍耳子、白芷加水浸泡片刻，煎煮 30 分钟，用清洁纱布过滤，去渣，取滤液放入容器，待其温热时，兑入蜂蜜，拌和均匀即成。早晚 2 次分服。功能清热解毒，通窍止痛。本方适用于鼻咽癌疼痛，对肝郁火旺者尤为适宜。

验方 7 复方刺梨汁

◎ 鲜刺梨 300 克，鲜草莓 100 克。先将刺梨用冷开水浸泡片刻，反复洗净其外皮，取出后，连皮切碎，捣烂，与择洗干净的草莓同时放入果汁绞榨机内，制成鲜汁，用洁净纱布过滤，收取过滤汁放入容器，即成。早晚 2 次分服，或当饮料，分数次频频饮服。功能养阴生津，清肺化痰。适用于各型鼻咽癌患者口鼻干燥症，对鼻咽癌放疗后出现口干咽燥、鼻腔燥热、干咳少痰、食少恶心等肺胃津伤证者尤为适宜。

按：鼻咽鼻患者在化疗、放疗期间常常表现为"热邪伤阴"的症状，如口鼻干燥、出现鼻涕带血等。食疗应以养阴、清凉、润燥为原则。

验方 8 沙棘果汁

◎ 鲜沙棘果 250 克。先将鲜沙棘果拣杂，放入冷开水中浸泡片刻，反复洗净其外皮，取出后连皮切碎，捣烂，放入家用果汁绞榨机中，制成沙棘果汁，用洁净纱布过滤，取汁放入容器，即成。早晚 2 次分服，或当饮料，分数次频频服食。功能养阴生津，清肺化痰。本食疗方适用于各型鼻咽癌患者口鼻干燥症，对鼻咽癌放疗后出现口干咽燥、鼻腔燥热、干咳少痰、食少恶心等肺胃津伤证者尤为适宜。

验方9　蒲公英白茅根饮

◎ 蒲公英30克，白茅根50克，芦根50克。先将蒲公英、白茅根、芦根分别拣杂，洗净，晾干或晒干，切碎，同放入砂锅，加水足量，浸透后，煎煮30分钟，用洁净纱布过滤，去渣，收取滤汁放入容器。早晚2次分服，或频频饮服之。功能清热凉血，防癌抗癌。适用于鼻咽癌患者鼻涕中带血证。

验方10　黄芩枇杷叶蜜饮

◎ 黄芩10克，枇杷叶20克，三七粉3克，蜂蜜30克。先将黄芩、枇杷叶分别拣杂，洗净，晾干或晒干，黄芩切成薄片，枇杷叶切成丝后，放入纱布袋中，扎紧袋口，与黄芩片同放入砂锅，加水浸泡片刻，煎煮30分钟，用洁净纱布过滤，去药袋及渣，收取滤汁放入容器，冲泡三七粉，拌匀，兑入蜂蜜，混合均匀。早晚2次分服。功能清肺凉血，抗癌止血。适用于鼻咽癌患者化疗、放疗中见涕中带血证。

专家
medical tips
温馨提示

鼻咽癌食疗吃什么好

　　鼻咽癌的发病，一般认为和饮食关系不大，但食疗仍有重要的辅助治疗价值。鼻咽癌的治疗，以放射治疗为主。在放射治疗过程中及以后，常会有口干、咽喉疼痛等症状。因此，应以凉润的食品为主，多食新鲜蔬菜瓜果，如胡萝卜、甘蔗、荸荠、白萝卜、番茄、莲藕、白梨、柑橘、柠檬、山楂等，而不宜多吃热性、香燥的食品。放疗以后，味觉、嗅觉常有改变，食品应以芳香、鲜美、清淡而富于营养为好。晚期鼻咽癌患者应选用滋味适口、芳香化浊之品，如冰糖薏米粥、香菜清炖大鲤鱼及鲜石榴、鲜乌梅、香橼、菠萝、白梨等。

饮茶以绿茶为好，除缓解口渴外，还有一些清热、解毒作用，也可用其他中药泡茶饮用。如藿香、佩兰、石斛，有生津养阴的作用。此外，如金银花、淡竹叶、芦根等，都可泡饮。

粥有助于恢复虚弱的身体，如糯米粥有滋阴补益的作用。煮时可加入一些中药。如口渴厉害，可用石斛 50 ～ 100 克，先煎水，再用此水煮粥，能增强养阴生津功效。如有咽喉疼痛，可用金银花 30 克，竹叶 10 克，先煎取药汁，再用此水熬粥。如口渴、咽喉痛并有低热，可用寒水石 30 克，金银花 15 克，石斛 15 克，煎汤，以此水煮粥。

绿豆糕也可作为点心常食，有清热解毒作用；丝瓜能清热解毒，清炒丝瓜或与豆腐皮共炒，豆腐皮也有清热作用，还能补益。

水果沙拉也适宜于鼻咽癌患者食用。可用西瓜、西红柿、香蕉、胡萝卜等切成丁拌和，加一些盐、味精和色拉沙司拌和，即可食用，有生津和胃之功。

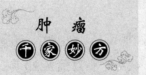

甲状腺癌

甲状腺癌是头颈部比较常见的恶性肿瘤，占全身恶性肿瘤的 1% ～ 2%，女性多见，女性为男性的 2 ～ 3 倍。绝大多数的甲状腺癌都发生在青壮年时期。其临床表现为气管前、颈根正中或稍偏一侧出现肿块，质地坚硬，不能随吞咽而上下移动，固定不可推移，逐渐增大；颈部可见淋巴结肿大，压迫气管，呼吸困难，声音嘶哑。常较早侵犯血管发生血行转移，以颅骨和肺转移多见。

甲状腺癌属中医学"瘿瘤"的范畴，与石瘿相似。《三因方》记载："坚硬不移者，名曰石瘿"。中医认为，本病与情志内伤、饮食和水土失宜以及体质因素密切相关，是形成本病的重要原因。

对于甲状腺癌，早期诊断及早期手术是最好的治疗。药物治疗主要用以治疗复发病变和迅速恶化的肿瘤。对分化差的肿瘤和未分化癌，在术后可试用药物作为辅助治疗。放射性碘对乳头状癌和滤泡状癌有效，对髓样癌或未分化癌则无效。即使肿瘤已不能手术，并能远处转移者，对原发性颈部肿块，仍可合用放射治疗，以减少和防止压迫，同时采用药物为主的综合治疗，中西医结合治疗可大大增强疗效。

中医药治疗甲状腺癌有一定效果，除分型论治外，一些单方成药均可服用。如：①小金片，口服，每次 4 片，每日 2 次；或小金丹口服，每次 0.6～1.2 克，每日 2 次。②芋芳丸，每次 9 克，每日 2 次。以陈海蜇、荸荠煎汤送服。③逍遥丸 6～9 克，每日 3 次。中成药如黄药子酒、夏枯草膏、琥珀黑龙丹等均可选用。外治可用阳和解凝膏掺黑退消敷局部。

■ 通气散结汤加减治甲状腺癌

◎ 党参、当归、天花粉、黄芩、贝母各 15 克，川芎、胆南星、炮山甲、海藻、莪术、丹参各 12 克，夏枯草、蜀羊泉、龙葵、猪苓、茯苓、石菖蒲各 20 克。水煎服，每日 1 剂。功效：理气化痰，散瘀破结。适用于甲状腺癌气滞血瘀型。症见颈前肿块活动受限且质硬，胸闷气憋，心烦易怒，头痛目眩，舌质紫黯，脉弦数。

■ 猫爪草海藻汤治甲状腺癌

◎ 猫爪草 30 克，海藻 15 克，郁金 15 克，浙贝母 15 克，昆布 15 克，海带 18 克，夏枯草 20 克，黄药子 15 克，法半夏 12 克，青皮 12 克，柴胡 12 克，陈皮 6 克。每日 1 剂，水煎服。功效：疏肝理气，消瘿散结。适用于甲状腺癌肝郁气滞型。症见情志抑郁、胸闷不舒、口干、便秘；颈部肿物，质坚硬，不随吞咽上下移动；遇郁怒肿块增大；舌质暗红、苔薄微黄、脉弦细。

加减：伴气郁化火，症见口干、口苦、烦躁、易怒，加生牡蛎 30 克，野菊花 15 克，以疏肝清热；伴有瘀血，症见肿物坚硬不移、舌质暗红或有瘀斑，加三棱 15 克，莪术 15 克，以化瘀散结；伴心悸失眠，加夜交藤 15 克，丹参 10 克，以养心安神；伴肝肾阴虚、眩晕耳鸣，加女贞子 15 克，旱莲草 10 克，以滋补肝肾。

■ 四海舒郁丸加减方治甲状腺癌

◎ 海蛤壳 30 克，猫爪草 30 克，海藻 15 克，昆布 15 克，海带 15 克，黄药子 15 克，党参 15 克，茯苓 15 克，海浮石 15 克，白术 15 克，法半夏 15 克，陈皮 6 克。每日 1 剂，水煎服。功效：健脾化痰，消瘿散结。适用于甲状腺癌痰湿凝聚型。症见胸闷痰多、肢体倦怠、胃纳不佳、颈部肿块质硬，不随吞咽上下；舌质淡暗，苔白腻、脉滑或濡细。

加减：病程日久，伴纳呆乏力明显，加黄芪 30 克，山楂 15 克，以益气健脾；伴瘀血，肿块坚硬，加三棱 15 克，莪术 15 克，以化瘀散结；伴头晕心悸，脸色无华，加鸡血藤 30 克，当归 12 克，以养血补血。

■ 海藻抗癌汤治甲状腺癌

◎ 海藻 10 克，昆布 10 克，陈皮 10 克，法半夏 10 克，浙贝母 10 克，连翘 15 克，当归 10 克，川芎 10 克，茯苓 12 克，香附 10 克，郁金 15 克，穿山甲（先煎）

15 克，土贝母 12 克，蚤休 15 克，石见穿 15 克，天南星 10 克。水煎服，每日 1 剂。功效：化痰软坚，活血散结。适用于甲状腺癌痰瘀交阻型。症见颈部瘿肿，质中偏硬，呈圆或椭圆形，边界尚清，可随吞咽上下，伴有咽部不适，胸闷气憋，或有月经不调，苔薄腻，舌质偏暗，脉弦细涩。

加减：郁久化火，烦热，舌红者，加牡丹皮 10 克，栀子 10 克，夏枯草 15 克；神疲乏力，便溏者，加白术 10 克，山药 15 克。

按：方中海藻、昆布为含碘消瘿之主药，陈皮、法半夏、茯苓、贝母、南星化痰散结，当归、川芎活血通脉，辅以香附、郁金理气，连翘、蚤休清热，共奏化痰活血消瘿散结之功，再加上穿山甲、土贝母、石见穿，消瘤破症，更助上药消除肿瘤之功。

注：以上 4 方均选自《中医抗癌 300 问》。

■ 海藻玉壶汤加减治甲状腺癌

◎　海藻、夏枯草、海带各 15 克，陈皮、川芎、黄药子各 12 克，海浮石、海螵蛸、忍冬藤各 12 克，黄芩 16 克，黄连 5 克，黄芪 20 克，猫爪草 10 克。水煎服，每日 1 剂。原方出自《外科正宗》。功效：化痰软坚，消瘿解毒。适用于甲状腺癌痰凝毒聚型。症见颈前肿块有时胀痛，咳嗽多痰，瘰疬丛生，舌质灰黯，苔厚腻，甚则筋骨疼痛，大便干，脉弦滑。

■ 瘿瘤散结汤治甲状腺癌

◎　香附 10 克，郁金 10 克，青皮 10 克，三棱 10 克，莪术 10 克，山慈菇 15 克，白芥子 10 克，全瓜蒌 15 克，海蛤壳 30 克，生牡蛎 30 克，八月札 20 克，白花蛇舌草 20 克。功效：理气消瘿，化痰散结。适用于甲状腺癌痰凝型。主证：情志抑郁，咽部作憋，颈前瘿肿，质柔如胶，光滑圆润，随吞咽上下，胸闷胁胀，舌苔薄白或白腻，舌质淡红，脉弦细滑。

加减：甲状腺肿块质地较硬，病程较长者，加桃仁、鬼箭羽、石见穿、山甲片、乳香、没药，或加乌贼骨、煅瓦楞等；大便燥结难行者，可重用瓜蒌；或加用生大黄；年老体弱或服药后出现神倦乏力，面色少华等虚弱症状者，加炙黄芪、党参、当归、黄精等；妇女在经期，去三棱、莪术，改用丹参、赤芍。（《当代中医实用临床效验方》）

按：方中香附、郁金、青皮舒理郁结之肝气，以除其因；三棱、莪术、软坚消结；山慈菇、生牡蛎是消瘿之要药；辅以海蛤壳、白花蛇舌草消症抗癌，皆为消蚀甲状腺肿瘤而为之；再佐以白芥子、全瓜蒌化痰，散结，加之八月札既能疏肝理气，又能消瘤化结。故全方既舒理肝气，化痰散结以解其郁又能消瘿抗癌，故药后不仅可使肿瘤缩小，甚至使肿块消失而除病。

■ 消瘿汤治甲状腺癌

◎ 昆布、黄药子、海藻各15克，土贝母12克，炒山甲、乌梢蛇、重楼各10克，生牡蛎、忍冬藤各30克。水煎服，每日1剂。加减：痰甚者加南星、瓜蒌；气郁甚者加香附；血瘀甚者加蜈蚣、䗪虫；热毒甚者加山豆根。功效：活血化瘀，散结消瘿。适用于甲状腺癌血瘀石瘿型。症见颈前瘿病，质硬如石，难以推移，或见颌下瘰疬，咽喉梗塞，吞咽不畅，甚则声音嘶哑，形瘦清癯，面黯不泽，苔薄或少，舌色紫黯，可见瘀斑，舌下青筋暴露，脉沉细涩。

按：本方见于《陕西中医》1988年7期，是针对甲状腺肿瘤所设。方中昆布、海藻、黄药子、生牡蛎均为主药，以消瘿散癥；土贝母、穿山甲软坚消瘤为辅，再加乌梢蛇、重楼，通脉消肿，活血散瘀，更加强诸药消瘿之功。至于方剂中纳入忍冬藤一味，可通络止痛，为缓解甲状腺癌之疼痛而设。本方为基本方，临床为辨证施治，随其气郁、血瘀、痰凝而另加佐使之品以相辅相成。

■ 清肝芦荟丸加减治甲状腺癌

◎ 黛蛤散（布包）30克，芦荟10克，白芍15克，昆布12克，牙皂10克，青皮10克，天花粉20克，瓜蒌20克，鱼腥草20克，草河车20克，野菊花12克，土贝母12克，白花蛇舌草30克，甘草6克。水煎服，每日1剂。同时，可口服蟾酥丸5～15粒（约0.5克），每日2次。功效：疏肝泄火，软坚消瘿。适用于甲状腺癌肝胆实热型。症见颈前肿块增大较快，常伴瘰疬丛生，咳唾黄痰，声音嘶哑，咳喘面红，呼吸、吞咽困难，小便黄，舌质红绛，舌苔黄，脉滑数。（《实用中西医肿瘤治疗大全》）

■ 补心丹与都气丸加减治甲状腺癌

◎ 天冬、麦冬、丹参、沙参、党参、柏子仁、枣仁、猪茯苓、山萸肉、牡丹皮、泽泻、熟地黄、山药、女贞子、仙灵脾、墨旱莲各10克。水煎服，每日1剂。功效：滋阴补肾，养心安神。适用于甲状腺癌气阴两伤型。患者多为老年，或患地方性甲状腺病多年，突然甲状腺增大，声音嘶哑，憋气，吞咽困难，或因手术、放疗、化疗后而心肾阴虚。（《中医抗癌300问》）

按：有头痛眩晕烦热盗汗，腰膝酸软等肾阴虚证候者，用镇肝熄风汤加减。药用：生牡蛎、生龟甲、白芍、玄参、海蛤壳、夏枯草、黄药子、天冬、麦冬、丹参、沙参、党参各15克，柏子仁、枣仁、猪茯苓、山萸肉各12克，牡丹皮、泽泻、熟地黄、山药、女贞子、淫羊藿、墨旱莲各10克。有头痛眩晕烦热盗汗，腰膝酸软等肾阴虚证候者，用镇肝熄风汤加减。药用：生牡蛎、生龟甲各15克，白芍、玄参、天冬、麦冬、海蛤壳、夏枯草各20克，黄药子10克。

■ 八珍汤加减方治甲状腺癌

◎ 党参25克，白术15克，茯苓15克，熟地黄20克，白芍15克，当归12克，川芎 10 克, 鸡血藤 30 克, 猫爪草 30 克, 夏枯草 15 克, 山楂 15 克, 炙甘草 12 克。每日 1 剂, 水煎服。功效: 益气养血, 解毒散结。适用于甲状腺癌气血两虚型。症见发病日久, 颈前肿块凹凸不平, 坚硬固定, 脸色无华, 头晕心悸, 短气乏力, 纳呆食少, 形体消瘦, 大便溏薄或秘结; 舌质暗淡或淡白、苔白, 脉细无力或细涩。(《中医抗癌 300 问》)

加减: 伴肿物质坚不移动、舌质暗红或有瘀斑, 加三棱 15 克, 莪术 15 克, 以软坚化结; 伴心悸失眠, 加夜交藤 15 克, 酸枣仁 10 克, 以养心安神; 伴大便溏薄, 加炒扁豆 30 克, 苍术 15 克, 以燥湿健脾。

■ 清心软坚方治甲状腺癌

◎ 夏枯草 20 克, 北沙参 20 克, 白芍 20 克, 生地黄 20 克, 天冬 20 克, 麦冬 20 克, 川贝 10 克, 石斛 20 克, 海藻 20 克, 昆布 15 克, 黄药子 10 克, 僵蚕 20 克, 地龙 30 克, 金银花 20 克, 酸枣仁 20 克, 夜交藤 30 克。水煎服, 每日 1 剂。加减: 口干口渴, 苔少加玉竹、芦根; 心悸不宁加五味子、莲芯; 纳差便溏加白术、茯苓、砂仁; 神疲力乏加党参、黄芪。功效: 养阴清热, 化痰软坚。适用于甲状腺癌阴虚火郁型。症见颈前瘿肿, 扪之质硬, 心悸烦躁, 面部烘热, 咽干口苦, 手颤失眠, 舌苔薄黄, 或苔少舌红, 脉弦细数。

按: 本方见于《河南中医》1991 年第 4 期。方中以夏枯草、黄药子、海藻、昆布消瘿软坚以治其本, 用沙参、白芍、生地黄、天冬、麦冬清热滋阴以消其症, 更以僵蚕、地龙软坚消散, 贝母化痰, 金银花清热利咽为辅, 纳酸枣仁、夜交藤以宁心安神, 既针对其病, 又兼顾其证, 也可适用于甲状腺癌放、化疗后出现阴虚烦热之症。

■ 黄药子四海汤治甲状腺癌

◎ 黄药子 10 克, 昆布 10 克, 海浮石 10 克, 海藻 10 克, 生牡蛎 15 克, 玄

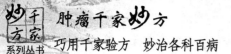
参 10 克，海螵蛸 10 克，生黄芪 30 克，枸杞子 30 克，女贞子 30 克，焦山楂 30 克，夏枯草 15 克。用法：水煎服，每日 1 剂。主治：甲状腺良、恶性肿瘤。

按：该方为中医研究院广安门医院肿瘤科主任医师、国内著名肿瘤科专家段凤舞教授的经验方。经长期临床观察，证实该方对甲状腺肿瘤的疗效较满意，对良性肿瘤的消散明显，对恶性肿瘤有一定的抑制作用。

■ 六军丸治甲状腺癌

◎ 蜈蚣（去头、足）、蝉蜕、全蝎、僵蚕（炒去丝）、夜明砂、穿山甲各等份。用法：以上为细末，神曲糊为丸，粟米大，朱砂为衣，每服 0.9 克，食后以酒送服。治瘿瘤已成未溃者，不论年月新久并宜服之。忌大荤煎炒，日渐可消。

按：原方出自明·陈实功《外科正宗》卷二。著名肿瘤科专家段凤舞先生将其收载于《段凤舞肿瘤积验方》中，言其主治甲状腺癌，唯用法用量有异：每次 4.5 克，每日 2 次，饭后 2 小时水酒送服。其中的水酒即发酵酒，用黍、稷、麦、稻等为原料加酒曲经糖化、酒化直接发酵而成，汁和滓同时食用，即古人所说的"醪"。

■ 海藻软坚丸治甲状腺癌

◎ 昆布、海藻各 30 克，松萝、川芎、白蔹、当归、白芷各 15 克，肉桂 9 克。共研细末，炼蜜为海藻软坚丸，丸重 9 克，每次服 1 丸，每日 2 次。原方出自《段凤舞肿瘤积验方》。主治：癌症，经甲状腺癌为宜。能使症状缓解，肿瘤缩小，有清热化痰、软坚散结等作用。

■ 两根一参汤治甲状腺癌

◎ 金银花 30 克，紫草根 30 克，薏苡仁 30 克，山豆根 30 克，白英 30 克，丹参 30 克，鱼腥草 30 克，夏枯草 30 克，生黄芪 15 克，土贝母 12 克，蚤休 12 克。每日 1 剂，煎 2 次分服。发热加黄芩 15 克，胸痛加郁金 15 克，气急加苏子 12 克，沉香 6 克。用法：水煎服，每日 1 剂，分 3 次服。六神丸每次 15 粒，每日 3 次，随汤剂吞服。原方出自《段凤舞肿瘤积验方》。主治：甲状腺癌。

■ 黄蒌汤治甲状腺癌

◎ 黄药子 30 克，全瓜蒌 30 克，夏枯草 30 克，海藻 30 克，望江南 30 克，牡蛎 30 克，白花蛇舌草 30 克，野菊花 30 克，白毛藤 30 克，紫丹参 30 克，昆布 15 克，淮山药 15 克，桃仁 15 克，南沙参 12 克，环留行子 12 克，蜂房 12 克，小金片 10 片，天龙片 15 片。用法：每 1 剂，煎 2 次分服，小金片分 2 次，天龙片分 3 次，随汤药吞服。原方出自《段凤舞肿瘤积验方》。主治：甲状腺癌。

■ 夏花龙贝汤治甲状腺肿瘤

◎ 夏枯草 15 克，天花粉 15 克，生地黄 15 克，生牡蛎 15 克，玄参 9 克，麦冬 9 克，贝母 9 克，天龙 2 条。用法：上药用水 3 碗煎成 1 碗，内服，煎服 2 次。天龙去内脏，用瓦焙干研末，分 2 次冲服。功效：主治颈淋巴结癌痛，转移癌、甲状腺肿瘤。

加减：热毒较盛者加青天葵 9 克，半枝莲、白花蛇舌草、七叶一枝花各 30 克；伤阴较甚可加北沙参 15 克；白芍 12 克，生甘草 6 克；气阴两虚再加生黄芪、党参各 15 克；肿块较大，较坚硬者，加三棱、莪术、炮山甲各 9 克。

■ 经验方药治甲状腺癌

验方 1　黄柏汤

◎ 夏枯草 15 克，山豆根 15 克，生牡蛎 15 克，白药子 15 克，橘核 12 克，环留行子 12 克，天葵子 12 克，甲珠 9 克，苏梗 9 克，射干 9 克，马勃 9 克，昆布 30 克。水煎服，每日 1 剂。分 2 次服用。

按：本方来源于湖北中医药研究所。据报道，本方曾用于治疗甲状腺癌 11 例，治愈 1 例，显效 7 例，无效 3 例。总有效率 72.2%。

验方 2　补藤汤

◎ 女贞子 30 克，墨旱莲 30 克，补骨脂 30 克，骨碎补 30 克，透骨草 30 克，鸡血藤 30 克，海藻 30 克，肉芙蓉 30 克，山药 15 克，牛膝 15 克，木瓜 15 克。水煎服，每日 1 剂。分 2 次服用。

按：本方来源于北京中医学院。据临床报道，用本方治疗甲状腺癌多例有一定的疗效，特别是对甲状腺癌骨转移的病人效果更好。

验方 3　黄独两根汤

◎ 黄药子 30～60 克，藤梨根 60～120 克，野葡萄根 60～120 克，紫草 60 克，马钱子 3 克，天龙 6 克。水煎服，每日 1 剂，分 2 次服用。

按：本方来源于杭州市肿瘤医院。据临床验证，用本方治疗甲状腺癌多例均有较好的疗效。

验方 4　黄白汤

◎ 夏枯草 15 克，山豆根 15 克，生牡蛎 15 克，黄药子 15 克，白药子 15 克，橘核 12 克，留行子 12 克，天葵子 12 克，甲珠 9 克，苏梗 9 克，射干 9 克，马勃 9 克，昆布 30 克。口服，每日 1 剂，煎 2 次分服。主治：甲状腺癌。

验方 5　黄菇汤

◎ 夏枯草 30 克，黄药子 12 克，山慈菇 12 克，半夏 9 克，新会皮 6 克，昆布 12 克，海藻 12 克，当归 9 克，僵蚕 9 克，郁金 9 克，贝母 10 克，小金丸 6～8 粒。口服，每日 1 剂，煎 2 次分服。小金丸随汤吞服。主治：甲状腺癌。

■ 简便验方治甲状腺癌

验方 1　海藻昆布汤

◎ 海藻 15 克，昆布 10 克。水煎服，每日 2 剂，每日 2 次；或用海藻、昆布晒干研末为丸，每次服 6 克，每日 2 次。治瘰疬瘿瘤。

验方 2　海藻黄药子煎

◎ 海藻 15 克，黄药子、柴胡各 10 克，夏枯草 18 克，瓦楞子 30 克。水煎服，每日 1 剂，分 2 次服。治甲状腺肿瘤，甲状腺腺瘤，甲状腺肿等。

验方 3　海藻黄药子散

◎ 海藻、黄药子各 30 克，水蛭 6 克，白花蛇 10 克。共研细末，每次 6 克，每日 2 次，黄酒冲服。治甲状腺癌。

验方 4　五海丸

◎ 海螺、海蛤粉各 20 克，海藻、海螵蛸各 15 克，昆布、龙胆草、青木香各 10 克。共研细末，炼蜜为丸，每丸 6 克。每次 2 丸，每日 3 次。对甲状腺癌治疗有良效。

验方 5　消平丹

◎ 枳壳 3 克，郁金、火硝、仙鹤草各 18 克，五灵脂 15 克，制马钱子 12 克，干漆 6 克。共为细末，水泛为丸。每次服 1.5～6 克，每日 3 次。对甲状腺癌治疗有良效。

验方 6　消坚丸

◎ 蜈蚣 6 条，全蝎 30 个，僵蚕、山甲珠、炙蜂房、皂角刺各 9 克。共为细末，炼蜜为丸。每次 3 克，每日 3 次。功效：解毒散结。适用于甲状腺癌。

验方 7　甲瘤汤

◎ 柴胡 10 克，青皮 6 克，甲珠 10 克，当归 12 克，夏枯草 12 克，皂角刺 10 克，僵蚕 6 克，海藻 12 克，浙贝母 10 克，法半夏 6 克。水煎服，每日 1 剂，日服 2 次。对甲状腺癌治疗有良效。

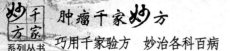

■ 瘿瘤膏外敷治甲状腺癌

◎ 蜈蚣（炙）3条，全蝎3克，壁虎3克，儿茶3克，蟾酥3克，黄升1.5克。共研为细末，以凡士林20克调和，备用。用法：每次以适量涂于纱布，贴在肿块处。每天换药1次，连用5天后停用2天。如无不良反应，可继续应用；如用后出现发红、瘙痒症状，应暂停使用，等上述部位恢复正常后再用。

■ 独角莲外敷治甲状腺癌

◎鲜独角莲100克。将鲜独角莲去皮，捣成糊状，敷于肿瘤部位，上盖玻璃纸，并用胶布固定，24小时更换1次。若为干独角莲（每次用量20～30克），则研细末，温水调敷。

按：独角莲是天南星科犁头尖属的植物，为中国的特有植物。多以块茎入药，中药称禹白附、白附子。禹白附味辛、甘，性温，有毒。《民间草药》《中药大辞典》记载，独角莲球茎可逐寒湿、祛风痰、镇痉。治中风痰壅，口眼㖞斜、破伤风；治跌打损伤、淋巴结核。现代医学研究表明，用独角莲外敷对各种疗、毒、疮、疖、瘰疬痰核、痈疽肿毒、毒蛇咬伤及甲状腺癌等均有特殊医疗效果。

■ 药膳疗法辅治甲状腺癌

验方1　猫头鹰全蝎散

◎ 猫头鹰1只，用黄泥固封，文火煅存性，外加全蝎100克，共研细末。每次冲服6克，每日1次。治甲状腺癌、乳疬复发。

验方2　花参三七汤

◎ 花旗参7克，三七20克，淮山药25克，枸杞子28克，桂圆肉20克，猪瘦肉300克，清水4大碗，食盐、胡椒各适量。制法：花旗参等中药放入布袋扎紧，和肉放在一起，加入清水，先大火后小火，煮2小时，加入食盐、胡椒即可。捞除布袋，吃肉喝汤，每次1小碗。每日或隔日1剂。功效：活血益气，生血养阴。本膳适用于甲状腺恶性肿瘤气虚血瘀型的患者，一般可见有全身乏力，头晕目眩，形体消瘦，舌质青紫等恶性肿瘤。

验方3　胖大海蜜滋

◎ 胖大海1个，大枣3～5枚，核桃仁10个，蜂蜜适量。制法：胖大海加水浸泡发起后去核，大枣去核，然后与核桃仁一起浸入蜜中，调匀，用杵捣烂，制成蜜滋。每天早晨空腹喝一汤勺，连服2～3个月为1疗程。功效：清咽解毒，润肺化痰。本药膳主要适用于甲状腺肿瘤偏于阳热体质者。

验方4　夏枯草清凉茶

◎ 白茅根25克，夏枯草12克，白菊花6克，生甘草6克，淡竹叶10克，冰糖适量。制法：先将白茅根、夏枯草等中药浸入10碗水中约10分钟，然后小火煮至1小时，过滤，滤液加入冰糖调味即可。每次1碗，每日2次。功效：清热养阴，明目散结。本膳主要适用于甲状腺恶性肿瘤合并囊肿者。

验方5　黑豆海参老鸭

◎ 黑豆60克，海参60克，老鸭1只。制法：海参用清水反复浸泡1天洗净(用少许食用碱水煮沸海参，以去其灰味后再用清水浸泡)，老鸭杀后去内脏，切成块，加水与黑豆、海参炖烂，加盐调味服食。适用甲状腺恶性肿瘤体虚者。

验方6　夏枯草瘦肉汤

◎ 夏枯草60克，猪瘦肉100克。加水炖服，可加盐等佐料。每日1剂，饮汤食猪瘦肉。功效：散结消瘿。适用于甲状腺肿瘤患者辅助食疗。

验方7　海带苡仁鸡蛋汤

◎ 海带30克，薏苡仁30克，鸡蛋3只，油、盐、胡椒粉各适量。将海带用清水浸泡洗去咸味，切成条状，薏苡仁淘洗干净，然后一起放入锅内加水同煮至海带、薏苡仁透烂，打入鸡蛋，调以油、盐、胡椒粉即可食用，喝汤吃海带及

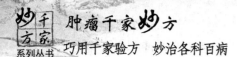

薏苡仁。功效：散结消瘿，健脾抗癌。适用于甲状腺肿瘤患者辅助食疗。

验方 8　牡蛎肉煮海带

◎ 牡蛎肉 200 克（干品 30～60 克，水发），海带 50 克。将海带用水发胀，洗净，切细线，放水中煮至熟软后再放入牡蛎肉同煮，以食盐、猪脂调味即成。功效：养血安神，软坚消肿，散结消瘿。适用于甲状腺肿瘤患者辅助食疗。

验方 9　油炸土豆知了

◎ 土豆 100 克，知了（蝉）10 只。将土豆洗净，去皮切成薄片，在油中炸熟；知了洗净，放油中炸酥。两者共放入盘中，蘸椒盐或西红柿沙司食用，每日 1 次。主治：甲状腺癌。

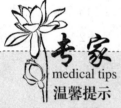

专家
medical tips
温馨提示

甲状腺癌的自我康复

饮食对甲状腺癌治疗效果有较大影响，患者日常饮食还需特别用心。患者饮食宜清淡，忌进食煎炒燥热、肥甘厚味、寒湿生冷及辛辣刺激的食物，可多进食具有增强免疫力作用的食物，如甜杏仁、柿饼、芦笋、薏米、甲鱼、核桃、香菇等；具有健脾利水作用的食物，如核桃、黑大豆、山药、韭菜、荔枝、桑椹、青鱼、虾、淡菜、猪羊肾、雀肉、鹌鹑蛋、石榴、梅子、薏米、扁豆、山药、魔芋等。手术后患者的饮食宜以健脾益气为主，可选用中药的党参、黄芪、白术、山药、茯苓等与其他食材一起烹饪；放射治疗的患者，饮食宜以滋阴养血为主，可选用枸杞子、红枣等，并多吃蔬菜和水果。

本病患者情绪都不稳定，通常性急，易怒，好发火，好激动，并常伴有焦虑、烦躁、恐惧等，因此，人际关系也常常欠佳。对此，一方面要借助中西药物，帮助他改善生理状态，包括内分泌状态，必要时也可佐用一些抗焦虑、抗抑郁类的药物；另一方面，要做好心理疏导和心理纠治，双管齐下，帮助他们稳定情绪，调整心态，优化个性，以利于最佳疗效的取得。

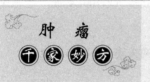

乳 腺 癌

　　乳腺癌是妇女常见的恶性肿瘤，全世界每年约有 120 万妇女患乳腺癌，50万人死于乳腺癌。中医学早已有关于乳腺癌的记载。乳腺癌在隋、唐时期被称之为"乳石痈"。宋代《妇人大全良方》始称"乳岩"，认为是"肝脾郁怒"，气血亏损所引起。在《疮疡经验全书》中，窦梦麟又明确指出了早期发现与及早治疗的重要性，他说："早治得生，若不治，内溃肉烂见五脏而死"。说明乳腺癌的早期诊断与病人的预后密切相关，发现越早，治愈率越高。

　　乳腺癌的治疗，历代医家积累了丰富的经验。《妇人大全良方》提出了基本原则："用益气养荣，加味逍遥（散），加味归脾（汤），可以内消，若用行气破血之剂，则速其亡"。《外科真诠》亦谓："于肿核初起时，果能清心涤虑，静养调理，内服和乳汤、归脾汤等，虽不能愈，亦可延生，若妄行攻伐，则速其危也"。故乳腺癌的中医治疗以疏肝解郁、补益肝脾为原则，不宜过用攻伐之剂。

■ 开郁散结治乳腺癌

◎ 柴胡9克，当归12克，白芍12克，白术12克，茯苓12克，香附6克，郁金9克，天葵子12克，全蝎1.5克，白芥子9克，瓜蒌15克，乳香6克，没药6克，甘草6克。用法：水煎服，每日1剂。可酌加青皮12克，橘叶12克，以助行气散结；或佐山慈菇30克，海藻12克，以增软坚消肿之力，亦有抑癌、抗癌作用。功效：疏肝解郁，化痰散结。适用于乳腺癌情志郁结型。乳房结块，皮块相连，皮色如常，质地坚硬，伴心情不舒，胸闷不适，或两胁发胀，舌苔薄白，脉弦缓或弦滑。

按：此为神效瓜蒌散（《寿世保元》）合开郁汤（《洞天奥旨》）加减方。

■ 调理冲任治乳腺癌

◎ 仙茅15克，仙灵脾15克，知母12克，黄柏9克，巴戟天9克，当归9克，枸杞子15克，香附9克，郁金9克，白芍30克，全瓜蒌20克，漏芦9克，甘草6克。用法：水煎服，每日1剂。功效：调理冲任、理气散结。适用于乳腺癌冲任失调型，乳房结块坚硬，伴有月经不调。好发于婚后未生育或生育过多者，舌淡红、苔薄白，脉沉细。

按：此为二仙汤（《中医方剂临床手册》）合开郁汤（《洞天奥旨》）加减方。

■ 化癌汤加减治乳腺癌

◎ 人参6克，黄芪15克，忍冬藤20克，白术12克，茜草根15克，白芥子6克，茯苓12克，白花蛇舌草30克，半枝莲12克，甘草6克。用法：水煎服，每日1剂。功效：扶正解毒。适用于乳腺癌毒蕴溃烂型。肿块破溃，血水淋漓，臭秽不堪，色紫剧痛，饮食不佳，身体渐瘦，舌苔薄黄，脉弦数。（《疡医大全》）

■ 柴苓汤治乳腺癌

◎ 柴胡、黄芩各15克，苏子、党参、夏枯草各30克，王不留行10克，牡蛎、全瓜蒌、石膏、陈皮、白芍各30克，川椒5克，甘草6克，大枣10枚。每日1剂，水煎服。本方源于《千家妙方》，功能清热解毒，化痰散结。主治：乳腺癌。

■ 奇效丸治乳腺癌

◎ 牛黄3克，乳香、没药、雄黄、蟾酥各180克，朱砂、血竭各9克，胆矾、寒水石、轻粉各6克，蜈蚣30条，蜗牛60条，冰片、麝香各3克。将药物共研细末，水泛为丸，如芥子大，口服，每次5～6丸，每日1～2次。功能活血化痰解毒。主治乳腺癌。长期服用，疗效较好，特别是部分对化疗不敏感的患者，服此方可望得以缓解。（《段凤舞肿瘤积验方》）

■ 蒲公英汤治乳腺癌

◎ 蒲公英、紫花地丁各9克，炮甲珠6克，瓜蒌60克，金银花15克，当归30克，黄芪15克，天花粉6克，白芷、橘核各15克，赤芍6克，薤白15克，远志、肉桂各9克，甘草6克。用法：每日1剂，水煎服，分3次于早、中、晚饭前2小时服用。功能清热解毒，活血化瘀。适用于乳腺癌红肿明显，灼热疼痛者。

按：本方源自《段凤舞肿瘤积验方》。临床应用时可随证加减：淋巴结转移者加薏苡仁30克，海藻15克，牡蛎24克，玄参24克；肿瘤已破溃者去蒲公英、紫花地丁，倍用黄芪；虚证加黄芪30克；实证加枳实10克，青皮10克。注意：孕妇忌服；服药期间除鸡肉、猪肉、牛奶外，其他蛋、肉类均忌。

■ 神效瓜蒌散治乳腺癌

◎ 瓜蒌 1 个,当归 15 克,甘草 15 克,乳香 3 克,没药 8 克。用法:加水煎服,每日 1 剂。或共研成细末,每次服 15 克,每日 3 次。此方可治疗乳腺癌及其他乳腺疾病。(《集验痈疽方》)

■ 乳疬无忧丹治乳腺癌

◎ 陈瓜蒌 3 个,生地黄 150 克,土贝母、香附、煅牡蛎各 120 克,漏芦、白芥、茯苓、炒麦芽各 90 克,王不留行、制半夏、当归、橘叶、白芍、青皮、陈皮各 60 克,炮山甲、木通、川芎、甘草各 30 克。共研成细末,用蒲公英、连翘各 60 克煎取药汁,代水调和诸药,做成水泛丸,每服 6 克,每日 3 次。需持续服,勿中断,至愈为度,并忌口,凡椒、姜、海味辛辣等皆在禁列,戒愤怒、房劳。功能化痰散结,理气活血。用于乳腺癌早期、乳腺增生等症。(李济航方)

■ 消瘀解毒汤治乳腺癌

◎ 当归 12 克,莪术、穿山甲各 15 克,鳖甲 24 克,昆布、海藻各 30 克,瓜蒌 24 克,丹参 30 克,漏芦、王不留行、皂角刺各 12 克,土茯苓 30 克。每日 1 剂,水煎服。本方源于《中医外科治疗大成》,功能活血解毒,化痰散结。适用于乳腺癌血瘀毒凝证。

■ 归地清肝汤治乳腺癌

◎ 当归、生地黄、白芍、川芎、陈皮、半夏、川贝母、茯苓、青皮、远志、橘核、苏叶各 4 克,栀子、木通、甘草各 3 克,香附 6 克,生姜 1 片。每日 1 剂,水煎服。本方源于北京中医药大学,功能清肝活血,解郁化痰。适用于乳腺癌 II 期手术病人。

■ 青皮饮治乳腺癌

◎ 青皮、生甘草、山慈菇、土贝母各 10 克，蒲公英、夏枯草、天冬各 15 克，生黄芪、枸杞子、六神曲、焦山楂各 30 克。水煎服，每日 1 剂，分 2 次服。本方为北京著名中医段凤舞临床上常用的经验方，功能解毒散结，疏肝扶正。对早期乳腺癌和乳癌术后预防复发均有较好的效果。（《中医抗癌 300 问》）

■ 急性子软坚丸治乳腺癌

◎ 急性子 24 克，蜂房 21 克，阿魏、五灵脂各 15 克，狼毒（炙）9 克，红娘（糯米炒）4.5 克，全蝎、僵蚕、木鳖子、威灵仙各 30 克，山慈菇 50 克。共研细末，水泛为软坚丸，芥子大。服法：每服 1.5 克，每日 2 次，温开水送服。服至肿核软缩、消退。主治：乳腺癌。（经验方）

■ 简便验方治乳腺癌

验方 1　慈菇蟹壳丸

◎ 山慈菇 200 克，蟹壳 100 克，蟹爪（带爪尖）100 克。共研细末，炼蜜为丸，每丸重 10 克，每日 3 次，每次 1 ～ 2 丸，饭后服用。功能解毒散结。

验方 2　全蝎散

◎ 蜈蚣、全蝎各 10 克，穿山甲 12 克，海马 10 克。上药焙干研末，每日 2 次，每次 1 克，黄酒送下。功能活血解毒。

验方 3　乳没雄黄散

◎ 乳香、没药各 30 克，雄黄 15 克，麝香 4.5 克。共研细末，每服 9 克，陈酒送下。本方源于《外科症治全生集》，功能消肿散结止痛，适用于乳腺癌。

验方 4　全蝎核桃散

◎ 全蝎 6 克，核桃 4 个，蜈蚣 2 条。将核桃一开两半，一半去仁，将两药

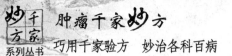

放入再将另一半对合捆住，放火上烧之冒过青烟为度，研末，分 2 次服，黄酒送下，每日 2 次。本方消瘀散结，适用于乳腺癌。

验方 5　龟甲黑枣丸

◎ 龟甲数块，黑枣肉适量。将龟板炙黄研末，黑枣肉捣烂，两者混合为丸，每日 10 克，白开水送服。本方滋阴益胃，适用于乳腺癌。

验方 6　胡芦巴散

◎ 胡芦巴 120 克，盐、黄酒各适量。将胡芦巴置于盐水中，炒干研末，每日 10 克，每日 1 次，黄酒送服。本方散寒止痛，适用于乳腺癌。

验方 7　贝母核桃隔煎

◎ 土贝母、核桃隔（也叫分心木，为胡桃科植物胡桃果核内的干燥木质隔膜）、金银花、连翘各 15 克。每日 1 剂，酒水煎服。本方源于《姚希周济世经验方》，功能清热解毒，适用于乳腺癌已溃。

■ 外治妙方治乳腺癌

验方 1　消岩膏

◎ 山慈菇 30 克，土贝母 30 克，五倍子 30 克，川独活 30 克，生南星 15 克，生半夏 15 克。共研细末，用醋调膏如厚糊状，摊布块上，外敷患处。制醋膏法：上药煎取浓汁，再用上好米醋，久陈者更好，不拘几多，文火同熬老至四分之一为度，冬季可凝固不散，炎天可略加白醋少量（夏宜稍老，冬宜稍嫩），膏成，趁热倾入冷水中，以去火毒为要。功能散结化痰，主治慢性诸外证，及瘰疬、乳岩、瘿瘤等阴证。（方源于李济航）

验方 2　大黄青黛散

◎ 大黄 250 克，冰片 15 克，黑矾 120 克，青黛 60 克，生石膏 60 克。将以上药物研为细末，加柚油 500 毫升（或用香油代），调制成油膏。外用涂擦于乳腺肿处，每日 1～2 次。

验方 3　大黄石膏散

◎ 大黄 250 克，生石膏 180 克，木鳖子 30 克，龙脑（冰片）30 克，黄柏 30 克，苍耳子 30 克，芒硝 30 克。将以上药物研为细末，加柚油 500 毫升，调制成油膏。外用涂擦于乳腺肿处，每日 1～2 次。

验方 4　黄石五倍子散

◎ 大黄 250 克，生石膏 250 克，五倍子 60 克，明矾 30 克，马钱子 30 克，冰片 30 克，黄丹 30 克，皂刺粉 30 克，蟾酥 6 克。将以上药物研为细末，加柚油 500 毫升，调制成油膏。外用涂擦于乳腺肿处，每日 1～2 次。

验方 5　鲫鱼膏

◎ 活鲫鱼、鲜山药（去皮）各等份，共捣如泥，加麝香少许，涂核上，觉痒极，勿搔动，7 天 1 换。治乳岩初起。

验方 6　芙蓉膏

◎ 芙蓉叶、泽兰叶、黄柏、黄芩、黄连、大黄各等份，共研成细末，过重罗，入冰片 6 克，用凡士林调成 20% 软膏。主治炎性乳腺癌。

■ 食疗妙方治乳腺癌

验方 1　瘤调橘核止痛散

◎ 橘核 30 克，乳香 10 克，没药 10 克，蜂蜜适量。将橘核拣杂，洗净，晒干或烘干，与拣杂后的乳香、没药一起用微火再烘片刻，共研为细末，瓶装，防潮，备用。每日 3 次，每次取研末 10 克，用 10 克蜂蜜调服。功能行气通络，化瘀止痛。适用于乳腺癌患者气滞血瘀疼痛等症。

验方 2　蒲公英元胡蜜饮

◎ 蒲公英 30 克，元胡 30 克，夏枯草 30 克，川楝子 20 克，白芷 10 克，蜂蜜 30 克。先将蒲公英、元胡、夏枯草、川楝子、白芷分别拣杂，晒干或烘干，切碎或切成碎小段，一同放入砂锅，加水浸泡片刻，煎煮 30 分钟，用洁净纱布过滤，去渣，收取滤汁放入容器，待其温热时，兑入蜂蜜，拌匀即成。早晚 2 次分服。功能清热解毒，行气止痛。适用于乳腺癌患者热毒内积、气滞血瘀引起的疼痛等。

验方 3　皂角刺橘皮蜜饮

◎ 皂角刺 30 克，青皮 20 克，陈皮 20 克，王不留行 20 克，郁金 15 克，蜂蜜 30 克。先将皂角刺、青皮、陈皮、郁金分别拣杂，洗净，晒干或烘干，切碎或切成片，备用。将王不留行研碎，与切碎的皂角刺、青皮、陈皮、郁金一同放入砂锅，加水浸泡片刻，煎煮 30 分钟，用洁净纱布过滤，去渣，取滤汁放入容器，待其温热时兑入蜂蜜，拌和均匀即成。早晚 2 次分服。功能活血化瘀，行气止痛。适用于乳腺癌气滞血瘀疼痛，但对于乳腺癌已溃者则忌用。

验方 4　蟹壳粉

◎ 生螃蟹壳 250 克。先将螃蟹壳拣杂，洗净，晒干或烘干，焙黄后研成细末，瓶装，防潮，备用。每日 2 次，每次 6 克，温开水冲服。功能软坚散结，防癌抗癌。对乳腺癌未破溃者尤为适宜。

验方 5　蝎蜂蜜露

◎ 全蝎 50 克，白糖 100 克，蜂蜜 250 克。将全蝎晒干或烘干，研成极细末，放入蒸碗中，加白糖、蜂蜜及清水少许，搅拌均匀，加盖，隔水蒸 1.5 小时，离火，凉凉后装瓶，防潮，备用。每日 3 次，每次 10 克，温开水送服。功能解毒通络，防癌抗癌。治各期乳腺癌有效。

验方 6　山慈菇牡蛎海藻汤

◎ 山慈菇 40 克，生牡蛎 30 克，海藻 20 克。先将山慈菇洗净，切碎后，装入纱布袋，扎紧袋口，备用。将生牡蛎敲碎，与洗净的海藻、山慈菇入药袋放入砂锅，加水适量，大火煮沸后，改用小火煎煮 1 小时，取出药袋，滤尽药汁，加入少许葱花、姜末、精盐、味精等调料，再煨煮至沸，淋入麻油即成。佐餐当汤，随意服食，当日吃完。功能清热解毒，软坚散结，防癌抗癌。

验方 7　全橘饮

◎ 橘叶 30 克，橘皮 20 克，橘核 20 克，橘络 10 克。先将橘叶、橘皮、橘核敲碎，与橘络同放入砂锅，加水适量，浸泡片刻，煎煮 30 分钟，用洁净纱布过滤，去渣，取滤汁放入容器即成。早晚 2 次分服。功能疏肝理气，解郁抗癌。适用于各期乳腺癌初期，对乳腺癌初起未溃者尤为适宜。必须注意，乳腺癌已溃者不宜使用。

验方 8　三七猪蹄汤

◎ 三七 6 克（鲜品 20 克），当归 10 克，王不留行 8 克，猪蹄 250 克，蜜枣 5 枚，生姜 15 克。先将猪蹄洗净，在沸水中煮 2 分钟，捞出，放冷开水中稍浸一下，切块；再将全部用料放入锅内，加清水适量，文火煮 2.5 ～ 3 小时。调味食用。功能活血、补血，解毒消肿。适用于乳腺癌属于血虚血瘀者。

验方 9　果汁蛋奶

◎ 未成熟无花果（即采摘个头适中的青皮无花果）50 克，橙汁 50 毫升，柠檬汁 15 毫升，新鲜牛奶 200 毫升，蜂蜜 20 毫升。先将未成熟无花果用水洗净，连皮、柄一起切片，放入锅内，加水适量，小火熬煮 40 分钟，至果肉、皮、柄等熟烂呈糊状，纱布过滤浓汁。将过滤的残渣再入锅，加水适量继续熬煮 30 分钟，用纱布再过滤浓汁，合并两次浓汁，拌匀，再煨煮至沸，离火，调入橙汁、柠檬汁及蜂蜜，拌和均匀，即成。早晚 2 次分服。功能益气补虚，补充营养。适用于乳腺癌术后神疲乏力、体质虚弱等症。

验方 10　山药龙眼炖甲鱼

◎ 山药 200 克，龙眼肉 25 克，甲鱼 1 只（约重 500 克）。先将甲鱼放入沸水锅中烫死，剁去头、爪，揭去甲鱼壳盖，抽去气管、内脏，洗净，切成 1 厘米见方的小块，备用。将山药放入清水中洗净，刨去薄层外表皮，剖开，切成薄片，与洗净的龙眼肉、甲鱼小方块一同放入瓦煲内，加鸡汤（或鲜汤）适量，并加料酒、葱花、姜末，上笼，用大火炖至甲鱼肉熟烂如酥，取下，加适量精盐、味精、五香粉及麻油，拌匀即成。佐餐当菜，随意食用，吃甲鱼肉，饮汤汁，嚼食山药、龙眼肉。能健脾益气，养阴生津。适用于乳腺癌术后气阴两虚、神疲乏力、精神不振。

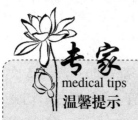

专家
medical tips
温馨提示

乳腺癌贵在早发现、早治疗

乳腺癌的早期诊断与病人的预后密切相关，发现越早，治愈率越高。现代临床观察发现，早期乳腺癌的治愈率可达80%～90%。

广大妇女应掌握检查乳腺癌的方法，如乳房和乳头是否对称，皮肤有没有"酒窝""橘皮样"改变，每次月经后仰卧在床上，用手顺序压乳房各个部位有没有肿块等。对有高危因素的妇女，扪及可疑肿块时可配合一些辅助检查以帮助诊断。乳腺干板照相、超声检查、液晶热图检查、近红外线扫描检查、CT及磁共振检查、细针穿吸及切除活检等多种方法可酌情选用。

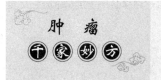

肺　癌

　　肺癌病人大多数是男性，男女之比为 4 ～ 8：1。病人年龄多在 40 岁以上。少数病人发病年龄在 40 岁以下，支气管腺癌病例有时发病年龄可以更小一些。肺癌属中医学之"肺积""肺壅""息贲""咳嗽""痰饮"和"胸痛"等证的范畴。

　　早期的肺癌应以手术治疗为主，尤其周围型者，腺癌术后配合中药治疗。放射疗法对肺癌大多数具有一定作用，化疗药物常用环磷酰胺、氮芥、甲氨蝶呤、氟尿嘧啶、丝裂霉素及平阳霉素等，采用联合用药的同时，配合中医药治疗有裨益。

　　首先，中医药与化疗比较能提高肺癌病人的远期生存率，改善生活质量。化疗是中晚期肺癌的主要治疗手段之一。但化疗在缩小实体瘤的同时，给机体的免疫功能也带来损伤。中医药治疗的特点是可以带瘤生存，治疗方法更多的是调控作用，而并非单纯的杀伤。

　　其次，中医在辨证施治的基础上，扶正祛邪，标本兼治，用药选择范围广，疗效也令人满意。中医治肺癌多以黄芪、党参、沙参、白花蛇舌草等为首选药，这类中药能提高机体免疫功能，抑制肿瘤生长，防止肿瘤转移。

　　再次，中医药能改善免疫功能，又能减轻放、化疗反应。据临床观察，对于不适于手术或放疗的病人，采用中药与化疗为主的综合治疗，并在化疗之前 3 ～ 5 天开始应用中药，可减轻化疗的反应，增强耐受性，顺利完成疗程。手术后，放、化疗期间及其间隙期配合中药治疗，对减轻反应，促进恢复，巩固疗效都有一定的帮助。

　　最后，中医药治疗肺癌可有效地改善症状。如肺癌患者伴有长期低热，甚至

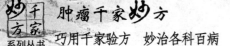

高热、咳嗽、食欲下降、盗汗、乏力、大便秘结或稀溏、咯血，甚至顽固性反复少量咯血等，中医药治疗尤有殊功。

■ 清肺养阴法治肺癌

◎ 南沙参 15 克，北沙参 15 克，天花粉 15 克，海蛤壳 15 克，麦冬 12 克，白薇 12 克，白花蛇舌草 30 克，半枝莲 30 克，川贝粉（吞）3 克，甘草 6 克。水煎服，每日 1 剂。适用于肺癌阴虚内热证，干咳无痰或痰少不易咳出，或兼咯血，胸闷气短，心烦口渴，潮热盗汗，午后颧红，声音嘶哑，舌红而干，苔光剥或光净，脉细数。

按：国内名老中医杨少山用清肺养阴法治疗此型肺癌 105 例，其中接受化疗、放疗或手术治疗者 45 例，6 个月以上生存率达 70.47%。临证加减：气虚加党参、黄芪；咯血加仙鹤草、墨旱莲、白茅根；咯血量多加生石膏；发热加生石膏、芦根、知母；胸痛加丹参、赤芍、蜈蚣、参三七。服药 1～2 个月后，咳嗽均见减轻，原有低热下降，盗汗停止，咽干口燥减轻。六味地黄丸、生脉散、百合固金汤等均可随证加减应用。

根据中医"养正积自消"的理论，肺癌治疗以扶正为主，兼顾祛邪为大法。一些经验证明，运用扶正固本法辨治肺癌，均能减轻或消除肺癌病人的症状，使不少晚期肺癌患者肿瘤有所缩小，或恢复工作能力，或长期带瘤生存。

■ 益气养阴法治肺癌

◎ 沙参 12 克，天冬 12 克，麦冬 12 克，茯苓 12 克，生地黄 12 克，山药 15 克，川贝母 9 克，知母 9 克，桑叶 9 克，三七 6 克，阿胶（烊冲）20 克，鱼腥草 30 克，半枝莲 30 克，白花蛇舌草 30 克，甘草 6 克。水煎服，每日 1 剂。适用于气阴两虚证，肺癌日久最易耗伤气阴，如咳嗽痰少，咯血痰，神疲乏力，纳差腹胀，口

干喜饮，大便干结，舌质淡红或有齿印，脉沉细。（上海中医药大学附属龙华医院肿瘤科刘嘉湘主任医师经验方）

按：中医肿瘤专家刘嘉湘教授治肺癌气阴两虚证，常用黄芪、党参、太子参、南北沙参、天冬、麦冬、五味子之属，并重用生黄芪，最多可用至60克；偏阴虚加用女贞子、西洋参等。

■ 益气健脾法治肺癌

验方 1 化痰抗癌六君煎

◎ 陈皮10克，苍术10克，白术10克，茯苓10克，党参15克，生薏仁30克，半夏10克，制南星10克，前胡10克，桃仁10克，杏仁10克，牙皂10克，猫爪草30克，半枝莲30克，白花蛇舌草30克，龙葵30克，马兜铃10克，甘草6克。水煎服，每日1剂。用于肺癌属脾虚痰湿，痰毒结肺，表现为咳嗽痰多，胸闷纳呆，便溏虚肿，神疲乏力，胸痛发憋，舌质暗或淡胖，苔白腻，脉滑者。（《中医抗癌300问》）

验方 2 双黄六君煎

◎ 党参15克，茯苓10克，白术15克，半夏12克，陈皮12克，山药15克，黄精20克，黄芪30克，白花蛇舌草30克，夏枯草15克，半枝莲15克，甘草6克。水煎服，每日1剂。用于肺癌属肺脾气虚证，短气自汗，咳嗽痰多，咳痰稀薄，全身乏力，纳呆腹胀，便溏，苔白腻，脉沉缓。（《中医抗癌300问》）

■ 温肾滋阴法治肺癌

◎ 生黄芪30克，太子参30克，补骨脂10克，冬虫夏草15克，仙茅10克，白术10克，茯苓10克，五味子6克，炮姜6克，制南星10克，山海螺30克，蜂房10克，僵蚕10克，甘草6克。水煎服，每日1剂。另用生晒参10克，单煎。功效：脾肾兼治，阴阳兼补。用于肺癌晚期阴阳两虚证，如咳嗽气短，动则喘促，咳痰无力，胸闷腹胀，面白神疲，腰膝酸软，身倦乏力，自汗便溏，畏寒肢冷，舌淡苔白腻，脉搏沉细无力。（《实用中西医肿瘤治疗大全》）

　　按：对于肺癌阴阳两虚证，临床常用淫羊藿、仙茅、薜荔果、锁阳、巴戟天、肉苁蓉等配以北沙参、天冬、生地黄、熟地黄、黄精、玄参、龟鳖甲等药。肺癌以虚证居多，实践证明，运用扶正法治疗肺癌能增强全身抵抗病邪的能力，包括提高机体的免疫功能，从而有利于控制和消除癌肿。有些扶正药本身也具有一定的抑制癌细胞增殖的作用。此外，扶正类药物对化疗、放疗也具有增效减毒的效应。

■ 清热解毒散结法治肺癌

　　◎ 小蓟30克，茅根30克，侧柏炭15克，牡丹皮12克，紫草15克，草河车20克，仙鹤草30克，白英30克，蛇莓20克，龙葵30克，甘草6克。水煎取汁，每日分2次内服。适用于肺癌毒聚热盛者，如血痰，胸背疼痛，心悸气促，面青唇紫，发热口干，便结尿赤，舌红绛、苔黄，脉数。（《实用中西医肿瘤治疗大全》）

　　按：若热毒伤阴者可用鱼腥草30克，黄毛耳草15克，佛耳草15克，白花蛇舌草30克，白毛藤15克，蒲公英15克，山海螺30克，海浮石15克，百部12克，百合12克，天冬12克，麦冬12克，仙鹤草15克，南沙参15克，紫草根15克，怀山药15克，黄精15克，野荞麦根20克。据临床报道，单用本方或配合化疗、放疗治疗33例，生存1年以上者24例，占77.73%；单纯以本方治疗11例，有7例生存1年以上，其中1例已生存4年。

■ 解毒化瘀散结法治肺癌

验方1　血府逐瘀汤加减方

　　◎ 枳壳10克，生地黄15克，红花10克，赤芍15克，柴胡10克，川芎10克，桔梗10克，降香10克，紫草10克，瓜蒌30克，桃仁10克，杏仁10克，远志

10 克，干蟾 10 克，石见穿 30 克，茜草根 20 克，铁树叶 20 克。水煎服，每日 1 剂。适用于肺癌气滞血瘀、邪毒内结证，如咳嗽不畅，咳痰不爽，胸闷不舒，胸痛彻背，如锥如刺，时见痰中带血，气急，唇暗舌绛，舌有瘀点、瘀斑，脉弦或细弦。(《实用中西医肿瘤治疗大全》)

验方 2 化瘀解毒汤

◎ 三棱 15 克，莪术 15 克，王不留行 5 克，大黄䗪虫丸（包）12 克，桃仁 12 克，丹参 15 克，海藻 30 克，石见穿 30 克，羊蹄根 30 克，葵树子 30 克，铁树叶 30 克，大黄 6 克，泽兰叶 15 克，广郁金 12 克，蜈蚣 2 条。水煎服，每日 1 剂，并随证加减。适用于肺癌气滞血瘀、邪毒内结证，如咳嗽不畅，咳痰不爽，胸闷不舒，胸痛彻背，如锥如刺，时见痰中带血，气急，唇暗舌绛，舌有瘀点、瘀斑，脉弦或细弦。(《中医抗癌 300 问》)

按：临床观察，此方治肺鳞癌疗效较好，腺癌次之，总有效率达 61.3%。

注意：已有大出血者不宜应用活血化瘀法。

■ 抗癌消水汤治肺癌合并胸腔积液

◎ 浙贝母 12 克，鱼腥草 15 克，蒲公英 15 克，七叶一枝花 15 克，徐长卿 12 克，蜀羊泉 30 克，铁树叶 30 克，石见穿 30 克，王不留行 15 克，牡丹皮 9 克，白花蛇舌草 30 克，泽泻 30 克，猪苓 15 克，茯苓 15 克。用法：水煎服，每日 1 剂，并随证加减，用于肺癌合并胸腔积液。临床观察，单纯以本方治疗或中西医结合抽胸腔积液及胸膜腔注入化疗药物，均有一定疗效。单味药物可用鲜龙葵 50 克，水煎服，每日 1 剂。

■ 名医专家治肺癌验方精选

验方 1 消积饮

◎ 生黄芪 30 克，云芝 30 克，半枝莲 30 克，全蝎 6 克，蜈蚣 4 克，薏苡仁

30 克，白花蛇舌草 30 克。每日 1 剂，水煎，分 2 次服。主治：各型肺癌。

加减：热毒炽盛者，可酌加苇茎 30 克，鱼腥草 20 克，生大黄 12 克，牡丹皮 15 克，金银花 20 克，桔梗 15 克，用以清泄肺热、豁痰解毒；若高热不退口渴者，可另加生石膏 30 克，清热生津；气喘重者另加麻黄 12 克，宣肺平喘；阴虚毒热者，酌加沙参 20 克，麦冬 15 克，五味子 10 克，玄参 18 克，鱼腥草 30 克，金银花 20 克，紫花地丁 15 克，紫背天葵 10 克，野菊花 15 克，蒲公英 15 克，用以养阴清热、解毒散结；痰中带血者，加紫珠草 20 克，三七末 3 克，冲服，以活血止血；气滞血瘀毒结者，酌加五灵脂 10 克，蒲黄 10 克，香附 12 克，莪术 15 克，虎杖 30 克，用以行气止痛、活血化瘀、疏肝解毒；胸胁刺痛加郁金 15 克，三七末 3 克，冲服，行气止痛。（广东省中医院刘伟胜主任医师经验方）

验方 2　新癥煎

◎ 生地黄、王不留行、南沙参、天花粉、麦冬、海藻、海带各 15 克，蒲公英、鱼腥草、石见穿、徐长卿、紫花地丁、望江南、丹参、夏枯草、炙鳖甲、炙穿山甲、玄参各 15 克，川贝母、浙贝母、牡丹皮、北五味子、百部、地骨皮各 9 克。每日 1 剂，水煎服，每日 2 次，或制成浸膏，每瓶 500 毫升，每日 2 次，每次 100 毫升。主治：各型晚期肺癌。对鳞癌、腺癌疗效较好。（德医堂中草药肿瘤研究中心雷永仲经验方）

验方 3　化痰软坚解毒汤

◎ 夏枯草、海藻、昆布、瓜蒌皮各 15 克，生南星、山豆根、金银花各 12 克，泽漆、苦参、白英、蚤休（重楼）各 10 克，生牡蛎、石上柏、白花蛇舌草、石见穿各 30 克。每日 1 剂，水煎服。功效：化痰软坚，清热解毒，主治：痰毒凝聚型肺癌。

加减：阴虚加南沙参、北沙参、天冬、麦冬、元参、百合、生地黄、鳖甲；气虚加人参、黄芪、太子参、白术、茯苓；阳虚加补骨脂、仙灵脾、肉苁蓉、菟丝子、

锁阳、薜荔果。（上海中医药大学附属龙华医院肿瘤科刘嘉湘主任医师经验方）

■ 简便验方治肺癌

验方 1　野菊葡萄根茶

◎ 野菊花、野葡萄根各 60 克。煎水代茶饮，每日 1 剂。有清肃肺气、消肿止痛的作用，主治早、中期肺癌。

验方 2　二冬二参汤

◎ 天冬 30 克，麦冬 20 克，玄参 20 克，北沙参 30 克，金银花 10 克，栀子12 克，天花粉 12 克，浙贝母 12 克，杏仁 6 克，地骨皮 12 克，甘草 3 克。水煎服，每日 1 剂。有清肺润燥、升清降逆的作用，主治肺癌燥热证。

验方 3　瓜蒌薤白桑芩汤

◎ 瓜蒌 15 克，薤白 10 克，黄芩 9 克，桑白皮 30 克，橘红 6 克，青蒿 15克，鳖甲 15 克，杏仁 6 克，栀子 10 克，牡丹皮 10 克，玄参 15 克，地骨皮 15 克。水煎服，每日 1 剂。有养阴清肺、活血散结的作用，主治肺癌阴虚发热、胸背痛者。

验方 4　益肺消积汤

◎ 生黄芪 30 克，生白术 12 克，北沙参 30 克，天冬 12 克，金银花 15 克，山豆根 15 克，夏枯草 15 克，海藻 15 克，昆布 12 克，生南星 30 克，瓜蒌皮 15克，生牡蛎 30 克。水煎服，每日 1 剂。有益气养阴、清热解毒、化痰散结的作用，主治肺癌气阴两虚证。（上海中医药大学附属龙华医院方）

验方 5　百合沙参汤

◎ 百合 9 克，熟地黄 12 克，生地黄 15 克，玄参 15 克，当归 9 克，麦冬 9 克，白芍 9 克，沙参 15 克，桑白皮 15 克，黄芩 9 克，牡丹皮 15 克，蚤休 15 克，白花蛇舌草 30 克。水煎服，每日 1 剂。有养阴润肺、清热解毒的作用，主治肺癌阴虚证。（湖南省肿瘤医院方）

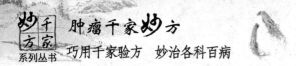
■ 食疗妙方辅治肺癌

验方1　蜂蜜润肺止咳丸

◎　露蜂房、僵蚕各等份，蜂蜜适量。将3味药研末，炼蜜为丸。每日2次，每次6克。功效润肺化痰、散结消肿。适用于肺癌咳嗽明显者。

按：肺癌食疗方的选择以清肺抗癌、润肺化痰、补肺养阴为原则。

验方2　冰糖杏仁糊

◎　甜杏仁15克，苦杏仁3克，粳米50克，冰糖适量。将甜杏仁和苦杏仁用清水泡软去皮，捣烂加粳米、清水及冰糖煮成稠粥，隔日1次。具有润肺祛痰、止咳平喘、润肠等功效。

验方3　甘草雪梨煲猪肺

◎　甘草10克，雪梨2个，猪肺250克。将雪梨削皮切成块，猪肺洗净切成片，挤去泡沫，与甘草同放砂锅内。加冰糖少许，清水适量小火熬煮3小时后服用。每日1次，具有润肺除痰作用，适用于肺癌咳嗽不止者。

验方4　白果枣粥

◎　白果25克，大枣20枚，糯米50克。将白果、大枣、糯米共同煮粥即成。早、晚空腹温服。《本草纲目》说：白果"熟食温肺益气、定喘嗽"，此粥有敛肺定喘、解毒消肿等作用。

验方5　银杏蒸鸭

◎　白果200克，白鸭1只。白果去壳，开水煮熟后去皮、心，再用开水焯后与杀好去骨的鸭肉同放入煲中，再加清水，笼蒸2小时至鸭肉熟烂后，适当加入调味品，分餐食用。本方具有补虚平喘，利水退肿功效。适宜于晚期肺癌喘息无力、全身虚弱、痰多者。

验方6　五味子炖肉

◎ 五味子 50 克，鸭肉或猪瘦肉适量。五味子与肉一起蒸食或炖食，并酌情加入调料，食肉饮汤。此方功能补肺益肾、止咳平喘，适宜于肺癌肾虚型病人。

验方7　冬瓜皮蚕豆汤

◎ 冬瓜皮 60 克，冬瓜子 60 克，蚕豆 60 克。将上述食物放入锅内加水 3 碗煎至 1 碗，再加入适当调料即成，去渣饮用。功效除湿、利水、消肿。适用于肺癌有胸腔积液者。

验方8　羊骨粥

◎ 羊骨 2 具（重 100 克左右），粳米或糯米 100 克，食盐、生姜、葱白各少许。用法：先将羊骨洗净剁成小块（如乒乓球大小），加水煎煮，取其汤液与洗净的粳米（糯米）同煮为粥，粥熟后加入食盐，即能食之。此粥有补肾强筋骨之功，肺癌病人体虚，筋骨痿软无力，伴有贫血者宜食之。

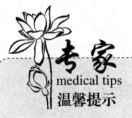

专家
medical tips
温馨提示

肺癌病人自我康复要点

当肺癌病人经过手术切除、放射治疗或中西医抗癌药物治疗，病情达到完全缓解或部分缓解之后，应在促进康复方面加以注意。具体来说，应做到以下几点。

◆ 彻底戒烟。吸烟或被动吸烟是导致肺癌的主要因素，不论什么时候戒除，都为时不晚。

◆ 注意生活护理。病人生活要有规律，多锻炼特别是增强呼吸功能的运动，以利于提高肺部功能。保持居室环境清静，避免烟尘、煤气及粉尘等空气污染，不要到人多或空气污染的公共场所去，防止引起外感和呼吸道感染。

◆ 加强饮食营养。肺癌的患者无吞咽困难时，应自由择食，在不影响治疗的情况下，要多吃一些蛋白质、碳水化合物丰富的食品，如瘦肉、鸡、鸭、兔、鱼、虾、豆制品以及各种谷类，一般不限制食量，保证良好的营养。如果营养状况较差，很难耐受手术的创伤，术后愈合慢，易感染，对手术康复极为不利。多吃清肺润肺食物，如胡萝卜、葡萄、百合、慈菇、炒杏仁、白果、核桃仁、罗汉果、枇杷、梨等。不吃或少吃刺激性食品，包括油炸食品。

◆ 定期体格检查，坚持服用益气补肺、清热抗癌的中药数年。如果是部分缓解，则应在医生密切观察下做必要的中西医综合治疗，以争取长期缓解。只要做到定期复查，及时诊断和治疗，就能够提高生活质量，并达到延长寿命的目的。

肿瘤千家妙方　食管癌及食管 - 贲门癌

　　食管癌、食管 - 贲门癌，俗称"噎食"，是我国发病率较高的恶性肿瘤。食管癌的治疗效果关键在于发现的早晚，因为临床病理分期对本病的疗效有决定作用。据报道，Ⅰ期食管癌的手术后 5 年生存率可达 86%，10 年生存率也达 50% ～ 60%；Ⅱ、Ⅲ期的 5 年生存率仅 29.6%，10 年生存率则为 22.5%。仅侵犯黏膜层的早期癌，90% 以上病人可长期生存。因此，早期发现，早期诊断和早期治疗对食管癌的预后是至关重要的。

食管癌、食管 - 贲门癌属中医学"噎膈"的范畴。噎者，吞咽之时，梗噎不顺；膈者，胸膈阻塞，饮食不下。噎可单独出现，也可以是膈的前驱症状，故有"噎为膈之始，膈乃噎之渐"的说法。《诸病源候论》记述："噎膈者，饥欲得食，但噎塞迎逆于咽喉胸膈之间，在胃口之上，未曾入胃即带痰涎而出""其槁在上，近咽之下，水饮可行，食物难入，名曰噎"。本病的病变部位在食管，故清代杨素园谓："食管中系有形之物，阻挠其间，而非无故狭窄者明矣"。

食管癌突出的临床表现是吞咽困难、饮食难下或纳即复出。中医认为，食管癌发生梗阻除肿块堵塞、食管狭窄等机械性因素外，多因痰气交阻、甚则痰浊壅阻，或气滞血瘀，痰瘀交阻食管而成。故治疗以化痰瘀、消癌肿、通壅阻、降逆气为基本大法。

■ 小陷胸汤加味方治食管癌

◎ 瓜蒌 30 克，清半夏 10 克，黄连 6 克，威灵仙 30 克，急性子 15 克，木鳖子仁 10 克，檀香 7 克，生黄芪 30 克，女贞子 30 克，生何首乌 30 克，土茯苓 30 克，夏枯草 15 克，焦三仙 10 克，沉香末 3 克（分 2 次用中药汤剂冲服）。用法：水煎服，每日 1 剂。主治：食管良、恶性肿瘤。症见胸闷，进食发噎，呃逆，饮食减少，消瘦，大便干燥，也可用于胃癌初期病人。

按：此为国内著名中医肿瘤科专家段凤舞先生经验方（见《段凤舞肿瘤积验方》），从东汉名医张仲景《伤寒论》之小陷胸汤化裁而来。临床应用时，若胸骨后作痛加郁金 10 克，元胡 10 克，细辛 3 克，乳香 7 克，没药 7 克，花椒 10 克；进食难下加硼砂 7 克，乌梅 10 克；气滞不下加瓦楞子 10 克，川楝子 10 克。

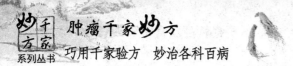

■ 国医大师朱良春治食管癌精方 3 则

验方 1　藻蛭散

◎ 海藻 30 克,水蛭 8 克。用法:共研细末。每服 6 克,每日 2 次,黄酒冲服(或温水亦可)。功效:软坚散结,破血消癥。主治:食管癌。用于痰瘀互结而吞咽困难,苔腻,舌质紫,边有瘀斑,脉细涩或细滑者为宜。

注意事项:服药 4 ~ 5 日后如自觉咽部松适,咽物困难逐渐减轻,可以继续服用。如无效,即改用它法。如合并溃疡,而吐出黏涎中夹有血液者,即需慎用,或加参三七粉为妥。其他为肝郁气滞、热毒伤阴及气阴两虚者,均不宜用。

验方 2　通膈利咽散

◎ 水蛭 10 克,炙全蝎、蜈蚣各 20 克,僵蚕、蜂房各 30 克。用法:共研细末。每服 4 克,每日 3 次。功效:消坚破结,解毒化瘀。主治:治疗中晚期食管癌,部分能控制进展,部分可以临床缓解,延长生存期。

【病案举例】谢某,男,56 岁,农民。进食时有梗阻感,已 3 月有余。近日噎窒加甚,乃至某医院诊治,经食管钡透:中下段有 2 厘米 ×3 厘米肿块,食管狭窄,有梗阻之征。嘱其做手术切除,患者惧而不愿接受,遂来我院求治。根据钡检提示,已至中晚期,当告知其家属,保守治疗,难以有绝对把握,只能尽力而为。苔白腻,边有瘀斑,脉细弦。痰瘀夹癌毒阻于食管,噎膈已成,法当涤痰化瘀,解毒消瘕,予"通膈利噎散"一料。

药服 3 日,即感梗窒缓解,进食较前爽利。继续服用半月,症情稳定,乃予汤剂调理巩固之。钡检复查,肿块略有缩小,但并未全部消失。嘱其仍宜间断服用散剂。以防反复。

验方 3　利膈散

◎ 守宫(壁虎)、全蝎、蜂房、僵蚕、煅赭石各 30 克。用法:共研极细末。每服 4 克,每日 3 次。功效:抗癌消瘤、软坚破结、降气利膈。主治:晚期食管癌。有宽膈、消瘤、降逆之功，能缓解梗阻，改善吞咽困难，延长存活期，部分食管狭窄减轻或癌灶消失。

【病案举例】张某，男，54岁，农民。进食时食管有梗阻感，已3月余。近日加甚，进食困难，有时泛呕饮食及痰涎。经当地医院钡检：食管中下段肿瘤，约1.5厘米×3厘米，食管明显狭窄，诊为食管癌，嘱其手术治疗，患者惧而不愿接受，由其子陪同前来诊治。面色晦滞，形体消瘦，苔白腻，脉细弦。痰瘀交阻，噎膈已深，勉方图之。予利膈散一料，嘱其试服之。

药服2日后，即感泛呕痰涎减少，已能进稀粥，自觉较为爽利；继续服1周，续有好转，能进软食，精神较振。其子前来述症索方，嘱其仍将原方配服。患者1个月后，精神渐复，饮食基本正常。钡剂复查癌块缩小，但未完全消失。3年后因肺部感染而死亡。

注：以上3方均选自《朱良春精方治验实录》。

■ 山豆根瓜蒌降逆汤治食管癌

◎ 山豆根30克，全瓜蒌30克，夏枯草20克，龙葵20克，丹参15克，香橼15克，枳壳10克，木香10克，郁金10克，旋覆花（布包）12克，代赭石30克，甘草6克。水煎服，每日1剂。功效：抗癌散结，理气降逆。适用于食管癌早期梗咽型，以进食梗噎或吞咽不利为主要症状。舌质暗青，苔薄黄，脉弦细。（《实用中西医肿瘤治疗大全》）

■ 三子抗癌汤治食管癌

◎ 急性子30克，水红花子30克，留行子30克，藤梨根60克（先煎2小时），天龙9克，石斛9克，石见穿90克，半枝莲60克，莪术9克。水煎服。同时用斑蝥注射液0.25毫克，加入5%葡萄糖溶液中静脉滴注，每日1次。功效：

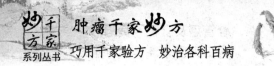
行气化瘀，疏通瘀阻。用于食管癌气滞血瘀证：多见于中、晚期髓质型或溃疡型患者。除吞咽困难外，以疼痛为主要症状，多表现为吞咽痛，胸背或剑突部疼痛，且痛有定处，舌紫暗有瘀点、瘀斑，舌下静脉怒张，脉沉涩而紧。（《中医抗癌 300 问》）

■ 半夏南星蛇六谷汤治食管癌

◎ 生半夏 45 克，天南星 45 克，蛇六谷 60 克，党参 15 克，震灵丹 12 克，枸橘叶 30 克，黄附片 20 克，羌螂虫 9 克，黄药子 12 克。前三味中药先煎 2 小时，黄附片先煎 30 ～ 60 分钟，再入余药同煎，煎取浓汁约 100 毫升，徐徐含咽或灌肠。功效：开道通管，疏壅透膈。适用于食管癌痰浊壅阻型：咽下完全梗阻或近于完全梗阻，干呕或伴吐黏液，舌红干裂或暗淡胖大多津，苔黄或厚腻或少苔，脉沉细。（《中医抗癌 300 问》）

■ 守宫酊治食管癌梗阻

◎ 壁虎 5 ～ 6 条，薏苡仁 45 克，马奶子 45 克，黄药子 45 克。加大曲酒 500 毫升，浸泡 2 周。每次口服 15 ～ 20 毫升，每日 3 次。对缓解食管癌之食物梗阻，改善症状有一定效果。（《实用中西医肿瘤治疗大全》）

■ 通道散方治食管癌梗阻

◎ 硼砂 1.0 克，硇砂 0.6 克，冰片 0.1 克，人工牛黄 2.0 克，象牙屑 1.5 克，玉枢丹 1.5 克。共研成细末。以上为一日量，分多次以水调成糊状，徐徐咽服。（《实用中西医肿瘤治疗大全》）

■ 斑蝥蒸鸡蛋治食管癌

◎ 鸡蛋 1 个，斑蝥 2 ～ 3 只。做法：将斑蝥去头、足、翅，装入开一小口的鸡蛋内，用湿纸封口，蒸熟，去斑蝥，食鸡蛋。用于治疗食管癌。注意：斑蝥有毒，须在医师指导下服用；孕妇及心、肾功能不全者忌服。此外，本方服后会出现米泔样或脂样小便，这是药物除恶物的表现。服药期间宜多饮绿茶或开水，并给以通淋利尿、健脾和胃药物。（民间验方）

按：斑蝥性味辛、寒，有毒。功能破血、攻毒、散结。经动物实验研究，斑蝥的主要成分斑蝥素和斑蝥酸钠，对肉瘤 S_{180} 及网织细胞瘤有抑制作用，用提纯的有效成分治疗肝癌、乳腺癌、食管癌均有一定疗效。临床上可应用于各种癌肿，如食管癌、肺癌、乳腺癌、肝癌、胃癌、皮肤癌等。

■ 核桃树枝煮鸡蛋治食管癌

◎ 用核桃树枝 30～120 克，红皮鸡蛋 3～4 个共煮，蛋熟碎壳，再煮 2～4 小时，以吃鸡蛋为主，可稍喝汤。每日 2～3 次分服，2 个月为 1 个疗程，短期休息后可再治 1 个疗程。适用于各种癌症，用以治食管癌也有一定疗效。（民间验方）

■ 守宫酒治食管癌

◎ 将活守宫（壁虎）6 条，浸入白酒 500 毫升中，7 日后饮用。每次 10 毫升，每日 3～5 次。主治：晚期食管癌。具有开管通膈作用。（《实用中西医肿瘤治疗大全》）

■ 蟾蜍酒治食管癌

◎ 活蟾蜍 5 只，黄酒 500 毫升，共煮 2 小时，去肉骨，滤取酒汁冷藏备用。每次 10 毫升，每日 3 次。主治：食管癌、骨癌、肝癌、肺癌。（《中医抗癌 300 问》）

按：蟾蜍性味甘、辛，温，有毒，能解毒消肿，止痛开窍。据研究，蟾蜍所含华蟾酥毒素和次毒素均有明显的抗肿瘤作用，主要用于食管癌、胃癌、肠癌。因其具有麻醉作用，在癌肿疼痛的治疗中应用最多。

■ 猫眼草牛黄散治食管癌

◎ 猫眼草 30 克，板蓝根 30 克，人工牛黄 6 克，硇砂 3 克，威灵仙 60 克，制南星 9 克。上药共研制成细末。每次服 1.5 克，每日 4 次。主治：食管癌、贲门癌及胃癌。

■ 秘传噎膈膏治食管癌

◎ 人乳、牛乳、蔗浆、梨汁、芦根汁、龙眼汁、人参汁各等份，姜汁少许。用法用量：上七味，先将人参、芦根、龙眼肉加水 400 毫升，煮至 50～80 毫升，然后加入诸汁，放碗内隔汤炖成胶状，再调入蜜糖少许炼膏，徐徐频服之。功能主治：益气补血，养阴润燥，治噎膈。主治：食管癌、食管良性疾病。

按：原方出自《冷庐医话》，对食管肿瘤所致的吞咽困难、干涩不适等症有一定的缓解作用。

■ 急性子丸治食管癌

◎ 急性子、海浮石、花蕊石（煅）各 90 克，代赭石（煅）60 克，海螵蛸 30 克。共研细末，水泛为丸，如绿豆大。每服 16 丸，早、晚饭前各服 1 次；另用黄药子、半枝莲各 30 克，煎汤分送，每日 1 剂。主治：食管及胃部的良、恶性疾病。噎膈反胃属血痰瘀结、热伤阴液者。

按：本方出自《段凤舞肿瘤积验方》。临床应用时，若有内热者加用栀子 60 克，黄芩 60 克，知母 60 克；有寒加用砂仁 45 克，肉豆蔻 45 克，干姜 45 克。注意：久病患者，宜徐徐服用，不可操之过急，免致耗伤气血。

■ 简便验方治食管癌

验方 1　半夏附子煎

◎ 半夏 18 克，附子 1.5～3 克，栀子 9 克，甘草、干姜各 3 克。用法：水煎取汁，分 3 次服。用于罹患食管癌，而有咽下困难、呕吐等症状时。

验方 2　茯苓杏仁桑皮煎

◎　茯苓 18 克，杏仁 12 克，桑白皮 3 克。水煎取汁服用，每日 1 剂。此方对于食管癌伴有咽喉痛、喘咳、吞咽困难者非常有效。

验方 3　硼砂礞石散

◎　硼砂 60 克，礞石 45 克，火硝（消石）30 克，硇砂，冰片，沉香各 9 克。制法：上药共研细面，过 100 目筛，密贮瓶内备用。用法：用时取约 1 克含化咽下，不可用开水送服，每 30 分钟含咽 1 次；直到肿消，痰涎吐尽，饮水得下时，即改为 3 小时服 1 次，再服 3 次即停止。注意不可多服常服。本方适用于食管癌晚期，突然食管出现堵塞、滴水不能下咽时服用。

验方 4　蜘蛛桃仁膏

◎　活蜘蛛 50 个，生桃仁 50 个，白糖、蜂蜜、香油各 120 克。制法：油炸蜘蛛和桃仁，捞出碾成细面；再和蜂蜜、白糖，一同放入油锅内煮开，把油锅从火上端起来，用筷子搅，搅冷后装入罐内备用。用法：每日 3 次，每次服如枣大一块，开水送服。适用于初期食管癌。

■ 食管癌初期食疗方选粹

验方 1　蒜鲫鱼

◎　活鲫鱼 1 条（约 300 克），大蒜适量。鱼去肠杂留鳞，大蒜切成细块，填入鱼腹，纸包泥封，晒干。以炭火烧干，研成细末即成。每日 3 克，每次 3 克，用米汤送服，具有解毒、消肿、补虚作用。适宜于食管癌初期。

验方 2　刀豆梨

◎　大梨 1 个，刀豆 49 粒，红糖 30 克。将梨挖去核，放满刀豆，再封盖好，连同剩余的刀豆同放碗中。入笼蒸 1 小时，去净刀豆后即成，经常服用，吃梨喝汤。具有利咽消肿、降逆下气的功效。

验方 3　紫苏醋散

◎　紫苏子 30 克,醋适量。将紫苏子研成细末加水 1500 毫升,水煮过滤取汁。加等量醋后再煮干。每日 3 次, 每次 1.5 克。具有利咽、宽中作用。适于食管癌吞咽困难者。

验方 4　刀豆紫菜煲牛肉

◎　鲜刀豆 100 克, 紫菜 45 克, 牛蜂巢胃 100 克, 生姜丝 4.5 克, 花生油少许。先将牛胃洗净切成 0.5 厘米宽条状, 加适量水在锅中煮软, 再加入刀豆略炒, 最后放入浸软的紫菜, 加少许盐炒熟, 上碟。此品可当菜佐餐, 每天 1 ～ 2 剂, 连服 7 ～ 12 剂, 停 1 ～ 2 天后再食用。此方通膈利胃, 防癌抗癌, 适用于食管癌及胃癌患者食用。

验方 5　韭菜汁牛奶饮

◎　取韭菜或韭菜根, 洗净捣汁。每次取此汁 1 匙, 和入牛奶半杯, 煮沸, 趁温缓缓咽下, 一日数次。用于食管癌患者, 噎膈反胃, 咽下困难, 吃东西即吐, 胸脘隐痛。此法也可用来治疗胃癌患者。

■ 食管癌术后食疗方选粹

验方 1　山药莲苡粥

◎　山药 30 克, 莲子肉 20 克, 薏苡仁 60 克。洗净三味食材, 先放莲子和薏米, 煮熟后再入山药同熬成稀粥, 每日分 2 ～ 3 次食用。此粥健脾和胃, 既富于营养, 又有抗癌作用。

验方 2　荔枝扁豆汤

◎　荔枝 30 克, 白扁豆 30 克, 水煎服, 每日 1 剂。适用于术后胃阴不足, 口渴咽干, 脾虚少食者。

■ 食管癌放疗病人食疗方选粹

验方1　生芦根粥

◎ 鲜芦根 30 克，红米 50 克。用清水 1500 毫升煎煮芦根，取汁 1000 毫升，加米于汁中煮粥即成。此药粥可清热，生津，可经常食用。

验方2　鸡蛋菊花汤

◎ 鸡蛋 1 个，菊花 5 克，藕汁适量，陈醋少许。鸡蛋液与菊花、藕汁、陈醋调匀后，隔水蒸炖熟后即成，每日 1 次。具有止血活血，消肿止痛。适用于食管癌放疗中咳嗽、呕吐明显者。

验方3　桑椹膏

◎ 鲜桑椹 2500 克，白糖 1000 克，加水适量，共熬制成膏，每次 15 克，每日 3 ～ 5 次内服。本品有较好的补血滋阴作用，尤宜于放疗病人阴血不足或肝肾阴虚之证。

■ 晚期食管癌病人食疗方选粹

验方1　鱼鳔三七散

◎ 黄花鱼鳔适量，用香油炸脆后研末，每次用黄花鱼鳔 5 克，与三七末 3 克一同用黄酒送服，每天 1 次，连用 15 ～ 20 次为 1 个疗程。有化瘀软坚，利膈开胃的功效。适用于晚期食管癌患者辅助食疗。

验方2　三胆胎盘面

◎ 羊胆、猪胆、狗胆、猫胎盘各 1 具，焙干研末，混匀。每次 3 克，每日 2 次，冲服。功效：解毒抗癌，适用于晚期食管癌患者辅助食疗。

验方3　菱角四物汤

◎ 菱角、诃子、薏苡仁各 9 克，三七末（冲服）3 克。水煎服，每日 1 剂。薏苡仁含有丰富蛋白质、麦麸质、脂肪和淀粉等，配诃子、三七活血生新，菱角本身又有抗癌作用。此汤适用于晚期食管癌治疗期间作为辅助饮食。

验方4　苡仁莲子红枣粥

◎ 薏苡仁100克，莲子30克，红枣20枚，粳米50克。制法：先将薏苡仁、莲子、红枣。分别拣杂，洗净，红枣放入温水中浸泡片刻，去核后待用。再将薏苡仁、莲子同放入砂锅，加足量水浸泡，大火煮沸后加入红枣肉，改用小火煨煮1小时，入粳米继续用小火煨煮至薏苡仁、莲子熟烂如酥，粥稠黏即成。用法：随餐温服或分数次服食。功效：健脾益胃，补益气血。主治脾胃虚弱型食管癌患者术后身体虚弱、浮肿乏力等症。方中薏苡仁所含薏苡仁酯及不饱和脂肪酸（亚油酸）为主要的抗癌成分。

验方5　瓜蒌饼

◎ 去子瓜蒌瓤250克，白糖100克，面粉800克。以小火煨熬瓜蒌瓤，拌匀压成馅备用。面粉做成面团，包馅后制成面饼，烙熟或蒸熟食用，经常服食。具有清热、止咳作用。适用于食管癌咳喘不止者。

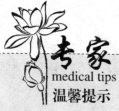

专家
medical tips
温馨提示

食管癌术后康复贵在"吃好"

食管和胃是人体消化系统重要组成部分，是传递、运送、容纳食物的器官。而食管癌、贲门癌患者大多都要作食管、胃的次全或部分切除而达到根治的目的，然后利用胃或肠管作替代移植，重建消化道。整个手术过程创伤大，往往易引起消化功能紊乱。为此，食管癌和贲门癌病人术后如何"吃好"十分重要，大致可分为四个阶段。

◆ 鼻饲阶段。术后1～5天，病人刚好处在手术的创伤期，吻合口尚未愈合，胃肠功能也未很好恢复，消化功能差。其间只能采取鼻饲。就是经鼻放置一根很细并且是特制的营养管直达空肠以输送营养。鼻饲阶段的营养配方均由医护人员施行。

◆ 流食阶段。指术后 5 ～ 10 天。此间，病人已基本度过了手术创伤期，胃肠功能开始逐步恢复，表现为有食欲、肛门排气（俗称放屁）。可以先给予白开水少量（3 ～ 5 汤匙），逐渐增加至 30 ～ 50 毫升，如无明显不适，可给予米汤、蛋汤、鲜奶、鱼汤和各类家禽煨的汤，每次 100 ～ 200 毫升，每天 5 ～ 7 顿。

◆ 半流饮食阶段。从术后第二周开始。此间，病人术后留置的各种引流管已拔除，静脉输注液体也渐停，除个别高龄或超高龄患者不能下床活动外，大多都可以行走活动，食量逐渐增加。但此期只能少食多餐，以易消化的无渣食物为主（如稀饭、面条、鸡蛋羹、豆腐等），尤其是一些术前食量大的病人切忌大量进食，以免引起消化道并发症或吻合口瘘。

◆ 正常饮食阶段。此阶段一般从术后的第四周开始。此间，大多数病人已出院在家休息，由自己的亲人照顾。这时可尽量扩大饮食范围，力求营养全面、均衡、合理，但应避免坚硬食品、干燥食物和辛辣刺激饮食，同时，要指导病人做一些适当的体力活动，以利消化吸收。该期有少数病人可能会出现上腹饱胀、腹泻、吐酸水等症状，可服用多潘立酮（吗丁啉）20 毫克（2 片），每日 3 次；或健胃消食片、保和丸等。如用药后症状仍不缓解，患者可到医院诊治。

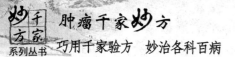
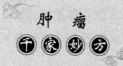

胃　癌

胃癌与中医学的"反胃""翻胃""膈症"等证相类似，《金匮要略》谓："朝食暮吐，暮食朝吐，宿谷不化，名曰胃反"。《扁鹊心书》说："凡饮食失节，冷物伤脾胃……若伤之最重，再兼六欲七情有损，则饮蓄于中焦，令人朝食暮吐，名曰翻胃"。《医宗金鉴》对胃癌的发病原因、临床现象更有详细描述："三阳热结，谓胃、小肠、大肠三府热结不散，灼伤津液也。胃之上口为贲门，小肠之上口为幽门……贲门干枯，则放出腐化之道路狭隘，故食入反出为翻胃也。"由于癌细胞的侵蚀，引起胃部病变，使胃功能紊乱，出现了恶心、呕吐、宿食腐臭，疼痛、出血等一系列症状。

据临床观察，在确诊的胃癌患者中只有30%是早期胃癌，70%在发现时已属中、晚期。中药治疗和化疗系目前治疗晚期胃癌的重要手段，已经证实中药治疗的远期疗效较单纯姑息切除或化疗显著提高。

■ 辨证选方治胃癌

验方1　逍遥散合参赭培气汤加减方

◎ 郁金10克，柴胡10克，枳壳10克，旋覆花10克，代赭石30克，半夏10克，杭芍15克，焦三仙30克，玫瑰花10克，白屈菜10克，甘草6克。用法：水煎服，每日1剂。功效：疏肝和胃，降逆止痛。适用于胃癌肝胃不和型。症见胃脘胀满，时时隐痛，串及两胁，情郁则重，或嗳气、呃逆、呕吐，舌淡红，脉弦。

验方2　理中汤加减方

◎ 人参10克，白术10克，熟附片6克，良姜6克，茯苓10克，半夏12克，

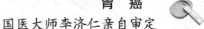
荜茇 10 克，娑罗子 10 克，陈皮 10 克，生黄芪 30 克，豆蔻 6 克，甘草 6 克。用法：水煎服，每日 1 剂。功效：温中散寒，健脾和胃。适用于胃癌脾胃虚寒型症见胃脘隐痛，喜温喜按，或朝食暮吐，暮食朝吐，形寒肢冷，面色无华，舌淡胖，或有齿印，脉沉缓或沉细。

验方 3 失笑散与膈下逐瘀汤加减方

◎ 蒲黄 10 克，五灵脂 10 克，桃仁 10 克，红花 10 克，当归 10 克，赤芍 10 克，蛇蜕 6 克，元胡 12 克，川楝子 12 克，侧柏炭 15 克，仙鹤草 30 克，露蜂房 12 克，白屈菜 20 克，甘草 6 克。用法：水煎服，每日 1 剂。功效：解毒祛瘀，活血止痛。适用于胃癌瘀毒内阻型。症见心下痞块，胃脘刺痛，痛有定处，惧按；或呕吐血性胃内容物，便黑或燥结，舌紫暗或见瘀斑、瘀点，脉沉细涩。

验方 4 麦冬汤合竹叶石膏汤加减方

◎ 麦冬 15 克，竹叶 10 克，生石膏 15 克，知母 10 克，天花粉 15 克，沙参 15 克，蛇莓 15 克，夏枯草 15 克，石斛 15 克，龙葵 30 克，石见穿 15 克，白花蛇舌草 30 克，甘草 6 克。用法：水煎服，每日 1 剂。功效：养阴解毒，益胃和中。适用于胃癌胃热伤阴型。症见胃脘灼热、嘈杂，食后更甚，口干，便秘，五心烦热，舌红绛或光红无苔，脉细数。

验方 5 开郁二陈汤加减方

◎ 陈皮 10 克，半夏 12 克，天南星 6 克，猪苓 15 克，桂枝 6 克，苍术 10 克，白术 12 克，土贝母 15 克，生牡蛎 30 克，半边连 30 克，夏枯草 15 克，甘草 6 克。用法：水煎服，每日 1 剂。功效：化痰散结，温运中焦。适用于胃癌痰湿凝结型。症见胸膈满闷，面黄虚肿，头重头晕，呕吐痰涎，痰核累累，下肢沉重，舌淡而润，苔滑腻，脉细滑。

验方 6 扶正抗癌益胃汤

◎ 黄芪 30 克，党参 15 克，白术 10 克，茯苓 10 克，当归 10 克，熟地黄 15 克，白芍 15 克，黄精 15 克，阿胶 10 克，陈皮 10 克，仙灵脾 10 克，谷麦芽 30 克，人参 10 克（另煎或切片噙化服），紫河车粉（冲服）3 克，甘草 6 克。用法：水煎服，每日 1 剂。功效：补气血、益脾胃、扶正抗癌。适用于胃癌气血双亏型。胃癌晚期，高度贫血，面目虚肿，形体羸瘦，脉虚细无力或脉虚大。

按：以上 6 方见《中医抗癌 300 问》。临床上，还可结合上述辨证施治，运用胃癌基本方（《中西医结合临床肿瘤内科学》）。药物组成：草河车 30 克，菝葜 30 克，藤梨根 30 克，生薏苡仁 30 克，元胡 15 克。每日 1 剂，水煎分 2 次服。

■ 抗癌单刃剑方治胃癌

◎ 仙鹤草 50 ～ 90 克，白毛藤 30 克，龙葵 25 克，槟榔片 15 克，制半夏 10 克，甘草 5 克。用法：仙鹤草要单独煎煮，煎取汁备用；其他药物一同煎取汁，和仙鹤草煎汁混合，1 次顿服，每日 1 次即可。若饮药有困难，可分次服，1 日内饮完。功效：解毒抗癌，镇静镇痛。主治：胃癌、食管癌、肺癌、肝癌、乳腺癌等多种癌症。（引自《朱良春精方治验实录》）

按：朱老介绍，这是友人常敏义研究员创订的一则治癌效方，经朱老临床应用后，证实效果不错，因此特别介绍推广。据介绍，一般服本方 15 日后有一定的自我感觉，30 ～ 90 日可明显出现疗效，因此，朱老指出：预计存活 1 个月的极晚期患者就不必服用本方。对预计可存活半年的患者，可使病情好转、抑制癌细胞的增殖，延长生命；早期病人常常有灭除肿瘤的效果，使患者完全康复。

临床观察表明，本方有明显的镇静、镇痛和抗癌作用。动物实验证明，给药组其癌细胞核分裂象减少，退变坏死严重。另有研究，本方对各种癌性疼痛都有一定效果，其中对骨肿瘤所致的疼痛疗效最好，有效率 88.89%，其次为肝癌（75%），对肺癌、乳腺癌、鼻咽癌、食管癌等的止痛效果也接近 50%。据朱老介绍，服药一定时间，疼痛几乎完全消失。

经验证明，不用加味，使用本方也有效果。需连服15剂。若15剂后无任何改善，则药不对证，可改用其他方药。若15剂后自我感觉有效果，可长期服用，不必更方。服至1年后可每2日1剂，2年后可每周1剂。

■ 国医大师朱良春治胃癌精方3则

验方1 胃癌散

◎ 蜣螂虫、硇砂、西月石、火硝、土鳖虫各30克，蜈蚣、守宫各30条，绿萼梅、冰片各15克。用法：共研极细末，每服1.5克，每日3次。功效：理气止痛，攻毒制癌，破血祛瘀。主治：胃癌。

注意事项：有出血倾向者慎用；体虚甚者，亦勿用。

验方2 消癌丸

◎ 僵蚕120克，蜈蚣、炮山甲各48克，制马钱子24克，硫黄9克。用法：将马钱子浸润去皮，切片，麻油炸黄后，再用砂土炒去油；诸药共研极细末，以炼蜜为丸如桂圆核大，每日服1粒。服用10日后痛减而呕止，连服2～3个月，可控制病情。功效：消瘀止痛，解毒抗癌。主治：胃癌。

验方3 治胃癌汤方

◎ 九香虫9克，藤梨根（先煎2小时）90克，龙葵、铁刺铃各60克，石见穿、鸟不宿、鬼箭羽、无花果各30克。用法：水煎服，每日1剂。加减法：便秘加全瓜蒌30克；呕吐加姜半夏15克；疼痛加娑罗子15克。功效与主治：治胃癌。药后可改善症状，控制病情发展。

按：若胃癌幽门梗阻，不能进食者，先用蜂房、全蝎、蜣螂虫各8克，代赭石20克，陈皮3克，甘草2克，共研细末，分作10包，每服1包，每日2次，温开水送下。有缓解梗阻作用。然后再接服胃癌散方或治胃癌汤方。

注：以上3方均选自《朱良春精方验案实录》。

■ 段凤舞先生治胃癌经验方

◎　木香7克，砂仁7克，白人参（先煎）10克，茯苓10克，白术10克，檀香7克，急性子10克，鸡内金10克，广陈皮7克，清半夏10克，龙葵15克，蛇莓15克，白英15克。用法：水煎服，每日1剂。若胃纳差加焦槟榔10克，焦山楂30克；气短乏力加生黄芪、枸杞子各30克，桂枝7克。主治：胃癌。胸脘可扪及硬块，饮食减少，咽下困难或呕吐不适。也可用于肠癌患者。

按：本方选自《段凤舞肿瘤积验方》，为中国中医研究院广安门医院肿瘤科、国内著名肿瘤专家段凤舞先生经验方。段老指出，胃癌不同一般的胃病，不仅要辨证与辨病相结合，并应在辨证用药的基础上，选加几味抗癌中草药以增强疗效。如常用的半枝莲、半边莲、白花蛇舌草、山慈菇、蛇莓、白英、白屈菜、徐长卿、莪术、急性子、黄药子、生薏仁、土茯苓、浙贝母等。当然，胃癌病人，消磨腐熟水谷功能大减，脾胃易虚，应忌滋腻和过分苦寒，抗癌药性味苦寒者居多，尤应恰当运用，以免损伤脾胃功能。

■ 潘氏经验方治胃癌

◎　党参15克，白术12克，茯苓12克，甘草3克，熟地黄15克，山药12克，芡实15克，莲肉15克，生黄芪15克，沙参10克，枸杞10克，女贞子10克，大枣10克。用法：水煎服，每日1剂。功效：健脾益肾、益气养阴，扶正抗癌。临床配合解毒抗癌中药白毛藤15～30克，白花蛇舌草15～30克，仙鹤草15～30克，薏苡仁15～30克，绞股蓝12～15克，三七末（冲服）3～5克等，治疗各期胃癌，疗效显著。（福州市第一医院潘继民经验方）

■ 张氏灭癌汤治胃癌

◎　水蛭2克，硇砂0.5克，夏枯草15克，党参15克，木香3克，白矾3克，月石 3 克，紫贝齿 10 克，槟榔 10 克，玄参 10 克，赭石 10 克，川军 5 克，丹参 30 克，陈皮 6 克。用法：水煎，2 日 1 剂，分数次服。功效：行气化瘀、解毒散结。可用于治疗各期胃癌。据临床验证，对晚期胃癌更为适宜。

所制"灭癌散"则以益气化瘀为法，组方用法：红参 20 克，生大黄 12 克，白矾 20 克，血竭 10 克，人中白 3 克，麝香 1.0 克，共研细末，分为 20 包。每天早晚各 1 包，水调含咽。（陕西榆林县医院张世雄经验方）

■ 申氏治胃癌经验方

◎ 党参 15～20 克，黄芪 15～20 克，白术 15 克，生薏苡仁 30 克，菝葜 30 克，生半夏 12～15 克，狼毒 3～4.5 克，陈皮 6 克，甘草 3 克。用法：水煎服，每日 1 剂。功效：益气、健脾、解毒、抗癌。用于治疗各期胃癌。同时内服狼毒浸膏片或狼毒提取液。（第二军医大学附属长征医院申屠瑾经验方）

■ 黄氏治胃癌经验方

◎ 郁金 10 克，醋延胡索 10 克，炒白术 10 克，炒当归 10 克，黄芪 10 克，炒白芍 12 克，炒党参 12 克，谷芽 10 克，麦芽 10 克，茯苓 12 克，绿萼梅 6 克，甘草 3 克。用法：水煎，每日 1 剂，分 3 次服，30 剂为 1 个疗程。功效：疏肝和胃、健脾益气。主治各期胃癌。（江苏常熟中医院黄永昌经验方）

■ 王氏经验方治胃窦癌

◎ 干蟾蜍 12 克，土鳖虫 12 克，水蛭 9 克，炒枳壳 9 克，当归 9 克，鬼球（薜荔果）15 克，藤梨根 30 克，白花蛇舌草 30 克，半枝莲 18 克，大蜈蚣 2 条，石见穿 18 克，炙甘草 3 克。用法：水煎服，每日 1 剂。功效：解毒化瘀。治胃窦癌属气滞血瘀者。（上海第二医科大学附属瑞金医院王冠庭教授经验方）

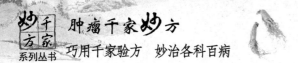
■ 谢氏治胃癌经验方

◎ 乌梢蛇 10 克，土鳖虫 10 克，炮山甲 10 克，山慈菇 10 克，紫草 10 克，蜈蚣 2 条，丹参 12 克，功劳叶 10 克，黄柏 10 克，生薏苡仁 30 克，青黛 6 克，党参 30 克，白术 6 克。用法：水煎服，每日 1 剂。治胃癌伴上腹胀痛，食后呕吐，进行性消瘦，面色萎黄，便溏不爽者。该方化瘀散结，又兼养气阴；清化湿热，又注意健脾，立法新颖。（陕西中医研究院谢明远经验方）

■ 张氏治胃癌经验方

◎ 海藻 15 克，昆布 15 克，制鳖甲 15 克，夏枯草 60 克，三棱 9 克，莪术 9 克，赤芍 9 克，白花蛇舌草 120 克，白茅根 30 克，赭石粉 15 克，旋覆花 9 克。用法：加水 2500 毫升，煎至 1000 毫升，去渣，再加蜂蜜 60 克熬和，分 2 ~ 3 日服完。功效：软坚化瘀，解毒抗癌而兼降逆气。主治胃癌。（湖北中医学院张梦侬经验方）

■ 吴氏治胃癌经验方

◎ 乌梢蛇 420 克，土鳖虫 90 克，蜈蚣 90 克。用法：上药共研细末，炼蜜为丸，每丸 3 克。早晚各 1 丸，温开水送服。用于各型胃癌。

按：方中乌梢蛇性味甘、平，《本草纲目》言其治"顽痹"，有补虚通痹之功；土鳖虫能活血化瘀、软坚散结，《神农本草经》谓其主"血积癥瘕，破坚"，《长沙药解》说它"善化瘀血，最补损伤"；蜈蚣能解毒消肿、止痛，《医学衷中参西录》说它能治"血瘀上脘"之噎膈、胃癌，并说它"当为急需之品"。全方药少而精妙，服用方便，可资试用。（吴禹鼎经验方）

■ 和气养营方提高胃癌术后生存率

◎ 郁金 10 克，醋元胡 10 克，炒白术 10 克，炒当归 10 克，黄芪 10 克，莪术 10 克，谷芽 10 克，茯苓 12 克，炒白芍 12 克，炒党参 12 克，绿萼梅 6 克，甘草 3 克，可随证加减。用法：每日 1 剂，水煎取汁，分早、中、晚 3 次服用，30 剂为 1 个疗程，疗程间隔 5 日。此方能提高胃癌术后生存率。(《胃肠病千家妙方》)

■ 扶正抗癌方提高胃癌术后生存率

◎ 生黄芪 15 克，潞党参 15 克，生薏苡仁 30 克，仙鹤草 30 克，白花蛇舌草 30 克，七叶一枝花 18 克，石见穿 18 克。随证加减：阴虚加沙参、麦冬、天冬、生地黄、石斛；血虚加当归、白芍、熟地黄；气滞气逆加八月札、旋覆花、枳壳；血瘀加丹参、桃仁；呕吐加半夏、姜竹茹、赭石；消化不良加神曲、鸡内金、谷麦芽；疼痛加元胡、川楝子、川草乌；白细胞减少加黄精、补骨脂。此方每天服 1 剂，可长期服用。据称：上海瑞金医院采用此法结合化疗，对 158 例术后晚期胃癌进行治疗，疗效颇佳。

■ 简便良方治胃癌

验方 1　胃癌糖浆

◎ 藤梨根 500 克，薏苡仁 250 克，连苗荸荠 500 克。上药加水煎取汁，去渣后浓缩成膏，加适量蔗糖搅匀备用。每次 2 茶匙，每日 3 次。

验方 2　芪蟾丸

◎ 明雄黄 6 克，明白矾 6 克，山慈菇 6 克，制马钱子 3 克，蟾酥 1.5 克，朱砂 3 克，麝香 1.5 克，黄芪 120 克。上主中蟾酥以牛奶浸，黄芪熬膏干燥，余药共研细末，再将全部药物混匀，加猪胆汁和制为丸，每丸 0.1 克，烘干，每服 1～2 丸，每日 3 次，温开水送服。用于晚期胃癌身体虚弱，疼痛剧烈，咽下困难，朝食暮吐或暮食朝吐之时。

验方 3　三根汤

◎ 藤梨根 90 克，水杨梅根 90 克，野葡萄根 60 克，半枝莲 60 克，白茅根 15 克，凤尾草 15 克，半边莲 15 克。水煎服，每日 1 剂。此方功能解毒抗癌、散结消肿、

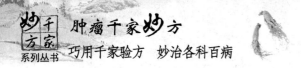

清热凉血，胃癌有出血倾向者尤宜。

验方 4　蟾皮散

◎　干蟾皮 5 克，儿茶 5 克，元胡 3 克，云南白药 4 克。共研成细末，每日 1 次，每次 1.0 克，1 周后增至 1.2 克，2 周后增至 1.5 克。此方既能抗癌散结，又能凉血定痛，适宜于胃癌伴疼痛、吐血者。

验方 5　神农丸

◎　将甘草 2 克，当归 10 克，川芎 6 克，雄黄 3 克，炮山甲 10 克，水牛角粉 30 克，蜈蚣 6 克，共研细末；再将马钱子 6 克油炸成黄色，与上药共研匀，制成蜜丸 50 丸，方名"神农丸"。每次 1 丸，每日 2 次。主治：胃癌、肠癌、乳腺癌、脊髓瘤。

■ 食疗妙方调治胃癌

验方 1　甘蔗汁

◎　胃癌初期，患者干呕不止，或呕吐反胃，朝食暮吐，随食随吐者，可取甘蔗榨汁（即甘蔗浆）半杯和生姜汁一茶匙，调匀，炖温饮服。

验方 2　韭菜汁

◎　胃癌噎膈反胃，胸脘隐痛，将韭菜或韭菜根洗净捣汁，每次以此汁一匙，和入牛奶半杯，煮沸后，趁温缓缓咽下，每日数次。

验方 3　鱼炭散

◎　大活鲫鱼 1 尾，去肠留鳞，大蒜切细，填满鱼腹，纸包泥封，烧存性，研成细末（或为丸），每服 3 克，以米汤送下。每日 3 次，对胃癌初期膈气呕吐患者有效。

验方 4　薏仁野菱汤

◎　薏苡仁 15 ～ 30 克，野菱角（带壳切开）60 ～ 90 克，共煎浓汁，早晚 2

次分服，连服 30 天为 1 个疗程，有抑制癌细胞发展的效用。

验方 5　良椒猪肚汤

◎ 高良姜 9 克切细片，胡椒 9 克研碎，猪肚一个约 500 克。将猪肚洗净除脂，纳良姜及胡椒入猪肚里，扎紧两端，以清水适量，炖至猪肚熟烂止。高良姜为温中散寒要药，健脾胃止冷逆，镇痛止呕。胡椒为温中开胃除痰要药，治心腹卒痛，冷气上冲，是很好的健胃药。而猪肚则有补益虚损，健脾养胃的功效，凡胃癌见上腹隐痛，恶心呕吐，有辅助治疗的良效。

验方 6　参芪瘦肉汤

◎ 党参 18 克，黄芪 18 克，大枣 6 枚，黄花鱼鳔 10 克，瘦肉 250 克。将鱼鳔用微温水浸软，大枣去核，与其他药置瓦煲，加水煲至鱼鳔熟透，除去药渣即成。食肉饮汤，每日 1 剂。此汤以党参、黄芪、大枣组成，三药大补气血，配以黄花鱼鳔，则有滋阴补气血之功，是胃癌治疗中理想的辅助药膳。

验方 7　牛奶竹沥饮

◎ 鲜牛奶 200 毫升，淡竹沥 50 毫升，蜜糖 21 克，生姜（绞汁）9 克。先煮沸牛奶，再加入竹沥、蜜糖及生姜汁，频频吸服。牛奶性味甘平，入肺、胃经，有补益虚损、养胃润肠的功效。而淡竹沥止烦渴而祛痰，配合暖胃散寒、止呕开痰的生姜汁，对胃癌呕秽痰涎或宿食者，佐疗力雄。

验方 8　附子砂仁瘦肉汤

◎ 熟附子 9 克，砂仁 9 克，菱角 60 克，生姜 4 片，干姜 9 克，猪瘦肉 250 克（或用猪肚半个）。把菱角洗净捣烂，与瘦肉及各药置于瓦煲，加水煲至猪瘦肉熟即可。据《中药大辞典》记载：菱角有抗癌作用，配附子、砂仁、干姜等暖胃健脾药，故可用于胃癌的防治。

验方 9　蔗姜饮

◎ 甘蔗、生姜各适量。取甘蔗压汁半杯，生姜汁 1 匙和匀炖即成。每周 2 次，炖温后服用，具有和中健胃作用，适宜胃癌初期用。

验方 10　陈皮大枣饮

◎ 橘子皮 1 块，大枣 3 枚。大枣去核与橘子皮共煎水即成。每日 1 次，此食疗方行气健脾，降逆止呕。适用于胃癌病人之虚寒呕吐。

验方 11　莱菔粥

◎ 莱菔子 30 克，粳米适量。先将莱菔子炒熟后，与粳米共煮成粥。每日 1 次，早餐服食。此药方消积除胀，胃癌病人腹胀明显者可选用。

验方 12　葵杆芯粥

◎ 向日葵杆芯 30 克，粳米 50 克。制法：将向日葵杆芯（向日葵杆剥去外皮之白心）煎汤，去渣取汁，加入粳米煮为稀粥。每日 2 次，连用数日。功效：抗癌、消炎。适用于胃癌手术后炎症明显者。

验方 13　健胃防癌茶

◎ 向日葵杆芯或向日葵盘 30 克。用上述原料煎汤即成。煎汤代茶，长期饮用，有防癌抗癌、消炎之功效。胃癌术后吻合口有炎症者可选此膳。此外，鲜牛蒡根煮食，对胃癌和宫颈癌都有一定抗癌作用。

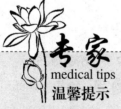

专家
medical tips
温馨提示

胃癌的预防与康复措施

平时养成良好的饮食习惯，不暴饮暴食及过度食用刺激性食物；重视并积极地治疗胃的癌前疾病，如慢性胃炎（特别是萎缩性胃炎）、胃息肉、胃溃疡等，对于预防胃癌有积极意义。积极响应和参与肿瘤普查，做到早期发现、早期诊断、早期治疗，对于胃癌的预后起着重要作用。

胃癌病人在根治术及完成辅助化疗疗程后的康复期间要加强自我保健，每天安排一定的时间参加锻炼，可根据自身体力恢复情况，个人爱好和活动条件适当安排锻炼内容，如散步、体操、太极拳等，运动量适可而止，开始不宜过猛、过大，以防止剧烈运动造成损伤。

胃癌病人患病后，心理和生理都发生了很大变化，故需要重新建立良好的生活规律，养成良好的生活习惯，把原有抽烟、饮酒和加夜班工作的习惯改掉。对于生活在都市里的病人，要尽可能抽出时间置身于大自然环境中，呼吸新鲜空气，减少城市废气、噪声等不利因素对身体的影响。在治疗告一段落，体力恢复到一定程度时，征求医生意见，可适当恢复工作，有助于重建生活规律，对心理和性格上会形成积极的影响。

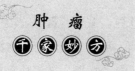

大 肠 癌

大肠癌包括结肠癌，直肠癌和肛管癌，肛管直肠癌病至后期，因肛门狭窄犹如锁住肛门一样，古中医称为"锁肛痔"。在中医学中诸如"肠覃""脏毒便血""肠风""肠癖"等证均与大肠癌的症状相似。

中医学认为，大肠癌多因忧思郁结，七情所伤，而致经络阻塞，气滞血瘀；或因饮食不节，嗜酒或过食辛燥而酿成湿热，或久泻下痢，脾失健运，痰湿内生，

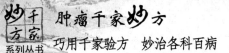

或因外感六淫，湿热邪毒壅积；如遇正气亏虚，则痰湿瘀毒乘虚下注，积聚于肛肠，发为本病。亦可因息肉、虫积、炎症及湿疣等慢性刺激诱发癌变。大肠癌的内治以活血化瘀、清热解毒、健脾化湿为基本原则。

■ 清肠消肿汤治肠癌

◎ 八月札 15 克，广木香 9 克，红藤 15 克，白花蛇舌草 30 克，菝葜 30 克，野葡萄藤 30 克，苦参 15 克，生薏苡仁 30 克，丹参 15 克，土鳖虫 9 克，乌梅肉 9 克，瓜蒌仁 30 克，白毛藤 30 克，凤尾草 15 克，贯众炭 30 克，半枝莲 30 克，壁虎（研粉分 3 次吞服）4.5 克。用法：每日 1 剂，水煎 3 次。其中分服 2 煎，另 1 煎（约 200 毫升）保留灌肠，每日 1 ～ 2 次。主治：肠癌未做手术者。

按：本方引自《段凤舞肿瘤积验方》。据《中医杂志》1981 年第 12 期报道，以本方治疗大肠癌 50 例。结果：按照 1978 年《全国中西医结合治疗恶性肿瘤疗效评定标准》中规定，10 年生存率 9.1%，5 年生存率为 20%，3 年生存率 31.7%，2 年生存率 43.5%。

■ 蛇龙汤治肠癌

◎ 白花蛇舌草、红藤、瓦楞子、黄芪、薏苡仁各 30 克，龙葵、鳖甲、龟甲各 15 克，牡丹皮 12 克，大黄 9 克。用法：以上药物水煎，每日 1 剂，分 2 次温服。功效：清肠解毒，活血软坚，健脾益气。适用于结肠癌中晚期，证属热毒瘀滞，久郁结块，症见肿块增大，有时发生肠梗阻，腹部阵阵疼痛，或腹胀便秘者。（《中医癌瘤证治学》）

按：方中白花蛇舌草、龙葵均有抗癌作用，以清热解毒，活血消肿为主药；伍以相须配伍的红藤以助主药之功；牡丹皮活血消瘀，清热凉血；薏苡仁消痈排脓；瓦楞子、鳖甲、龟甲软坚散结以消积块；大黄通腑泄浊使邪有去处；黄芪补气健脾，扶正托毒以抗癌。诸药相合，攻补兼施，以攻为主，共奏祛邪扶正之功。

■ 二仁乳没汤治肠癌

◎ 桃仁 9 克，麻仁 12 克，乳香 3 克，没药 3 克，地榆 18 克，槐角 18 克，当归 18 克，紫花地丁 24 克，金银花 24 克，连翘 24 克，凤尾草 12 克，紫草 15 克。水煎服，每日 1 剂。同时内服小金片，每次 4 片，每日 2 次，吞服。主治：肠癌。（《中医抗癌 300 问》）

■ 二地三黄汤治肠癌

◎ 生地黄 9 克，熟地黄 9 克，黄连 3 克，黄芩 9 克，黄柏 9 克，党参 9 克，苍术 9 克，白术 9 克，地榆 9 克，乌梅 9 克，红藤 30 克，龙葵 30 克，甘草 6 克。水煎服，每日 1 剂。主治：肠癌。（《中医抗癌 300 问》）

按：大肠癌的内治，还应根据临床辨证分型，灵活、合理地加减配方。在此基础上，可适当选用对大肠癌有直接抗癌作用的中草药，如：苦参、大黄、薏苡仁、大蓟、小蓟、猴头菇、鸦胆子、土茯苓、马尾连、白头翁、儿茶、菝葜、蚤休、山慈菇、夏枯草、木鳖子、浙贝母、天龙等。

■ 简便单方治肠癌

验方 1　葵子蜜枣
◎ 葵树子 60 克，蜜枣 30 克。文火久煎，分两次服，每日 1 剂。

验方 2　蛇舌草煎
◎ 白花蛇舌草 60 克，半枝莲 60 克。文火煎服，每日 1 剂。

验方 3　菝葜茶
◎ 菝葜 120 克。水煎，当茶饮，每日 1 剂。

验方 4　冬凌草茶
◎ 每日用冬凌草 120 克，泡茶饮，或煎汤分 3 次内服。

验方 5　槐角饮

◎ 槐角 30 ～ 60 克，生薏苡仁 30 ～ 60 克，刀豆子 30 ～ 60 克。文火久煎，分 2 ～ 3 次内服，每日 1 剂。

验方 6　抗癌汤

◎ 菝葜 30 克，水杨梅根 30 克，龙葵 30 克，石打穿 30 克，木香 9 克。水煎服，每日 1 剂。

验方 7　消瘤汤

◎ 石打穿 30 克，土茯苓 30 克，凤尾草 30 克，藤梨根 30 克，白头翁 30 ～ 60 克。每日 1 剂，水煎服。

验方 8　硝马丸

◎ 芒硝 15 克，制马钱子 15 克，郁金 15 克，白矾 15 克，生甘草 3 克。共研为细粉，水泛为丸，如绿豆大小，每次服 0.3 ～ 0.9 克，每日 3 次。开水送服或黄芪煎汤送服。适用于肿瘤坚硬疼痛者。

验方 9　赤练蛇粉

◎ 赤练蛇粉 30 克，没食子 12 克，禹余粮 30 克，附子 6 克，干姜 6 克，诃子肉 10 克，肉蔻 6 克，河车粉 25 克，炙五倍子 45 克，制乳香 30 克，制没药 30 克。共研细末，每次吞服 3 克，每日 2 次。适用于晚期肠癌患者。

验方 10　牛蒡赤小豆散

◎ 牛蒡子根 70 克，赤小豆散（赤小豆、当归、大黄、蒲公英各等份）30 克。共为细末，调匀冲服，每日 2 次，每次 6 克，温开水送下。

■ 蟾酥雄黄白及栓治肠癌

◎ 蟾酥、雄黄各 20 克，白及粉 15 克，颠茄浸膏 5 克，甘油明胶 65 克，甘油 75 克。取蟾酥、雄黄、白及粉细末，加颠茄浸膏、甘油制成糊状物，再将甘油明胶加热熔化，与上述药物糊剂混合搅匀，倾入已涂过润滑剂的栓模内（鱼雷形），冷凝取出以蜡纸包裹备用。用时嘱患者取俯卧位。将栓剂 1 颗轻轻塞入肛门内，深达 10 厘米左右，俯卧半小时，每日 2 次，30 天为 1 个疗程，用于晚期直肠癌。

■ 败酱蛇舌草汤灌肠治肠癌

◎ 败酱草 30 克，白花蛇舌草 30 克。加 500 毫升水，浓煎至 80 毫升，保留灌肠，每日 2 次，每次 40 毫升。

■ 红芽大戟膏治肠癌

◎ 红芽大戟 30 克，老月石 10 克，蟾酥 3 克，硇砂 30 克，儿茶 20 克，松香 30 克，雄黄 30 克，红升丹 10 克，白胡椒 10 克，血竭 30 克，白及 30 克，煅石膏 30 克。共研细末，肛门癌未溃者用香油或凡士林调成软膏外敷，每日换药 1 次；已溃者直接撒药粉于溃疡面，每日 1 次。对于已溃的疮面，还可外敷九华膏或黄连膏。

■ 苦参坐浴方治肠癌

◎ 苦参 30 克，五倍子 30 克，龙葵 30 克，马齿苋 40 克，败酱草 30 克，黄柏 10 克，土茯苓 30 克，山豆根 20 克，黄药子 30 克，枯矾 3 克，漏芦 30 克。上药煎取药汁后，加入冰片 2 ～ 3 克，于药液中坐浴浸洗，每日 2 ～ 3 次。适用于晚期肛门直肠癌有菜花样肿物或溃烂者。

■ 食疗妙方治肠癌

验方 1　菱粥

◎ 带壳菱角 20 个，蜂蜜 1 匙，糯米适量。将菱角洗净捣碎，放瓦罐内加水先煮成半糊状。再放入适量糯米煮粥，粥熟时加蜂蜜调味服食。经常服食，具有益胃润肠作用。

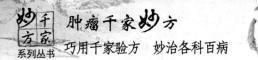

验方2　藕汁郁李仁蛋

◎ 郁李仁8克，鸡蛋1只，藕汁适量。将郁李仁与藕汁调匀，装入鸡蛋内，湿纸封口，蒸熟即可。每日2次，每次1剂，具有活血止血，凉血，大便有出血者可选用。

验方3　茯苓蛋壳散

◎ 茯苓30克，鸡蛋壳9克。将茯苓和鸡蛋壳熔干研成末即成。每日2次，每次1剂，用开水送下，此药膳具有疏肝理气，腹痛、腹胀明显者可选用，另外还可选用莱菔粥。

验方4　桑椹猪肉汤

◎ 桑椹50克，大枣10枚，猪瘦肉适量。桑椹加大枣，猪肉和适量盐一起熬汤至熟。经常服食，具有补中益气，下腹坠胀者可用此方。

验方5　荷蒂汤

◎ 鲜荷蒂5个（如无鲜荷蒂可用干者替代），冰糖少许。先将荷蒂洗净，剪碎，加适量水，煎煮1小时后取汤，加冰糖后即成。每日3次，具有清热，凉血，止血，大便出血不止者可用此膳。

验方6　鱼腥草莲子汤

◎ 鱼腥草10克，莲子肉30克。以上药用水煎汤即成，每日2次，早晚服用。具有清热燥湿，泻火解毒，里急后重者宜用。

验方7　木瓜炖大肠

◎ 木瓜10克，猪大肠30厘米。将木瓜装入洗净的大肠内，两头扎紧，炖至熟烂，即成。饮汤食肠，此膳可清热和胃、行气止痛。

验方8　水蛭海藻散

◎ 水蛭15克，海藻30克。将水蛭和海藻干研细末，分成10包即成。每日2包，用黄酒冲服，此膳具有逐瘀破血、清热解毒的作用。

验方 9　菱薏紫苏汤

◎　菱角 10 个，薏苡米 12 克，鲜紫苏 12 克。将紫苏撕成片，再与菱角、薏苡仁用水煎汤即成。每日 3 克，具有清热解毒，健脾渗湿之功效。

验方 10　肉桂芝麻煲猪大肠

◎　肉桂 50 克，黑芝麻 60 克，猪大肠约 30 厘米。猪大肠洗净后将肉桂和芝麻装入大肠内，两头扎紧，加清水适量煮熟，去肉桂和黑芝麻，调味后即成。饮汤吃肠，功能升提中气，适用于肠癌伴下腹坠胀，大便次数增多者食用。

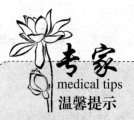

专家
medical tips
温馨提示

大肠癌发现得愈早，治愈率就愈高

在很多国家，以恶性肿瘤作为死亡原因的男女两性混合的病死率中，结肠癌和直肠癌仅次于肺癌而居于第二位。临床上，早期大肠癌完全是可以治愈的，可惜临床发现的大肠癌病人大多数是中晚期。同时，大肠癌很容易误诊，往往误诊为贫血、痔疮、慢性肠炎等，因此，凡发现便血、脓血便和黏液便、大便习惯改变、大便形状改变、腹痛和腹部不适、腹部肿块，或家族中有过大肠癌病人，而本人又患有大肠内息肉者，最好尽早接受检查，因为及早发现与治疗，将能提高痊愈的机会。肠癌极易误诊，如患有"痔疮""肠炎""贫血"等疾病而久治不愈时，应找肿瘤专科医生作进一步检查，以免漏诊。大肠癌发现得愈早，治愈率就愈高。

肿 瘤 千家妙方　　　原 发 性 肝 癌

　　肝癌是西医的病名，中医学则是综合临床症状而确定病名的。肝癌的症状很多，如肝痛、腹胀、乏力、纳差、发热、腹泻、消瘦等，皆无特异性，只是发展迅速，而且不易被一般治疗所缓解。根据中医对病证命名的特点，肝癌当属"肝积""癥积""臌胀""癖黄""脾积"等范畴。

　　肝癌起病常隐匿，多在肝病随访中或体检普查中应用甲胎蛋白（AFP）及 B 型超声检查偶然发现，此时病人既无症状，体格检查亦缺乏肿瘤本身的体征，此期称之为亚临床肝癌。一旦出现症状而来就诊者其病程大多已进入中晚期。

　　临床经验证明，中医治疗肝癌如能辨证准确，用药得当，不仅能迅速改善肝癌的症状如肝痛、发热、腹胀、腹水等，而且能有效地控制肿瘤的生长，无毒副作用。中医药在肝癌各期治疗中，均有疗效，既可作为中、晚期（特别是晚期不宜化疗者）肝癌病人的主要治疗方法，又可作为手术、放射、化疗的辅助治疗，以提高疗效，减轻毒副反应。

■ 参赭培气汤加减方治肝癌

　　◎ 生赭石 15 克，太子参 10 克，生怀山药 15 克，天花粉 10 克，天冬 10 克，鳖甲 15 克，赤芍 10 克，桃仁 10 克，红花 10 克，夏枯草 15 克，生黄芪 30 克，枸杞子 30 克，焦山楂 30 克，泽泻 15 克，猪苓 15 克，龙葵 15 克，白英 15 克，白芍 10 克，焦六曲 30 克，三七粉（分冲）3 克。用法:水煎服，每日 1 剂。功效:调气、化瘀、利水。主治 : 肝癌。症见上腹部或肋下包块巨大坚硬，胀痛难忍，不思饮食，后期出现黄疸、腹水、体力下降快。脾肿瘤也可用此方。

按：本方为国内著名肿瘤专家段凤舞先生经验方。临床应用时，有黄疸者加茵陈30克；有腹水者加商陆10克，牛膝10克，大腹皮10克；局部疼痛剧者加郁金10克，元胡10克，凌霄花15克，八月札10克；腹胀甚者加大腹皮6克，厚朴10克，木香6克；呃逆者加旋覆花10克，柿蒂10克；口干渴甚者加沙参10克，麦冬10克；大便干燥，数日不便者加瓜蒌20克，郁李仁12克。

■ 小柴胡汤防治肝癌

◎ 党参12克，柴胡12克，黄芩12克，法半夏12克，仙鹤草12克，郁金20克，鳖甲30克，白花蛇舌草30克，甘草6克，三七末（冲服）3克。于术后第3天开始，每日1剂，煎汁500毫升，分2次服用。适用于肝癌前病变，以及肝癌术后反应期的发热、肝痛、胁下痞硬、呕吐、纳呆等证候。

加减：热甚阴伤加地骨皮、五味子；实热加栀子、石膏、大黄、虎杖；热结血瘀加桃仁、全蝎、蜈蚣；气血亏虚加黄芪、鸡血藤；热盛动风加羚羊角、钩藤；神昏谵语加用安宫牛黄丸或牛黄；湿热蕴蒸加黄连、茵陈、金钱草、薏苡仁；痛甚加延胡索、麝香，或用蟾蜍皮外敷；呕吐甚加代赭石、旋覆花、竹茹等。（《中医抗癌300问》）

按：小柴胡汤出自东汉医家张仲景《伤寒论》。本方在肝癌防治中的作用受到普遍关注。日本学者对肝癌前病变的肝硬化人群用小柴胡汤进行对照研究，发现肝癌的5年累积发生率低于对照组。临床上，有人针对肝癌行经导管肝动脉碘油抗癌药混悬剂栓塞化疗（P-TAE）术后反应期的发热、肝痛、胁下痞硬、呕吐、纳呆等症候，采用小柴胡汤介入治疗，结果患者在症状改善、体质恢复以及退热效果等方面都明显优于对照组。研究证实，小柴胡汤能显著抑制人肝癌细胞与胆管癌细胞的增殖，有抑制肝硬化转化成肝癌的效果，可较好改善肝癌病人的大部分临床症状。根据近年来科研人员的临床经验：往来寒热，胸胁苦满，嘿嘿不欲饮食，心烦喜呕为小柴胡汤的 4 个主证，肝癌病人只要见到其中一二，便可应用小柴胡汤。

■ 枳实消痞汤治大肝癌

◎ 党参 15 克，白术 10 克，茯苓 10 克，甘草 10 克，枳实 15 克，厚朴 15 克，陈皮 10 克，青皮 10 克，法夏 15 克，神曲 10 克。水煎服，每日 1 剂。15 ～ 20 天后改为香砂六君子汤加减半年以上。并可加用或改用以健脾理气为主药制成的"肝复乐"（薄膜衣片），每次 6 片，每日 3 次，持续服用半年以上。用于肝癌癌肿大者。经临床观察，能使肿瘤直径由 11 ～ 15 厘米缩小至 6 ～ 8 厘米而获二步切除。（《中医杂志》1998 年第 11 期）

按：健脾理气法在放疗中配合应用于治疗大肝癌，具有四个方面的作用：① 能明显地促进肝癌病灶纤维包膜形成，使得手术切除的界限更清楚，有利于术中保留更多的正常肝脏，利于术后的恢复；② 能最大限度地消灭瘤旁的卫星病灶，使瘤体缩小，为原先难以切除的肝癌创造了可切除的新途径；③ 大大提高了生存率，仅一组术后随访的 10 例大肝癌患者，生存 1 年 8 例，3 年 5 例，5 年 3 例，7 年 2 例，10 年 1 例；④ 可减轻放疗的副作用，提高肝脏的放射耐受量，同时还具有放射增敏和抑癌作用，改善肝功能，提高免疫功能。证明健脾理气药配合放疗确能增加疗效。

■ 化瘤丸治肝癌

◎ 人参 18 克，桂枝、姜黄各 6 克，丁香 18 克，虻虫 6 克，苏木、桃仁各 18 克，苏子、五灵脂、绛香各 6 克，当归 12 克，香附 6 克，吴茱萸 2 克，延胡索、水蛭、阿魏、艾叶、川芎各 6 克。制法：上述诸药共为细末，加米醋 250 毫升浓煎，晒干，再加醋熬，如此 3 次，晒干。另用麝香 6 克（可以人工麝香代），大黄、益母草各 24 克，鳖甲 50 克，研细末，与之调匀，于无菌环境下装入 0.3 克胶囊。用法：每日服 4 次，每次 5 粒，黄酒 1 杯为引，温开水送服。（《朱良春精方治验实录》）

按：据朱老介绍，化瘤丸和肝癌膏为道友高允旺主任医师在民间征集之验方，系高允旺院长 1971 年跟随休县祖传三代名医孔二交老学习时传授所得。他亲眼看到孔老治疗的效果，名不虚传。孔老认为本方有行气活血、消癥散结、补益扶正作用，治疗癥结久不消散，血瘀，右胁痛，或痛经、外伤跌仆。经临床观察，对肝硬化、肝脾肿大、肝癌均有一定效果。

■ 急性子丸治肝癌

◎ 急性子、生水蛭、紫草、茵陈、柴胡、黄药子、白药子、芒硝、大黄、半边莲、半枝莲、三棱各 18 克，莪术、金银花、党参、藤梨根、鳖甲、丹参、夏枯草各 12 克，三七、穿山甲各 6 克，白花蛇舌草、牵牛子、鸡内金各 30 克。上药共研细末，炼蜜为丸，丸重 9 克。用法：每服 2 丸，每日 3 次。（《中医抗癌 300 问》）

另局部用：水蛭、绿矾各 30 克，马钱子、五倍子、全蝎、蜈蚣各 45 克，白矾 60 克，乳香、没药各 75 克，大黄、铅丹各 90 克，石膏、冰片、夏枯草各 120 克，紫草、甘遂各 150 克，牵牛子 180 克，青黛 270 克。共研匀（除乳香、冰片、铅丹外），纳入茶油 1000 克，熬至焦黑，去渣，加入铅丹，熬至滴水成珠，待至半冷，入乳香、冰片，搅匀，制成膏药，过夜，去火气。外敷肿块，1 周换药 1 次。内服外敷，迄症状缓解，肿块消退。主治：肝癌。能延长生存期。

■ 扶正抗癌汤治肝癌

◎ 党参、麦冬各 10 ～ 15 克，黄芪、半枝莲、黄芩各 20 ～ 30 克，白

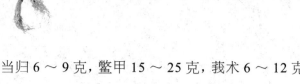

术、夏枯草各 15 ～ 20 克，当归 6 ～ 9 克，鳖甲 15 ～ 25 克，莪术 6 ～ 12 克，茜草 15 ～ 30 克，大黄粉（冲）、蚤休各 10 ～ 20 克，白花蛇舌草 30 ～ 45 克，每日 1 剂，水煎服。适用于原发性肝癌。（《实用中西医结合杂志》1996 年第 9 期）

按：临床报道，以扶正抗癌汤治疗 27 例，另设对照组 33 例，均予常规西药治疗。结果：分别存活大于 6 个月、小于 3 个月，本组存活时间最长者 5 年。

■ 扶正消瘤丸治肝癌

◎ 西洋参、三七、制鳖甲、白术、郁金、鸡内金各 300 克，血竭 200 克，蜈蚣 30 条，壁虎、拓木提取物各 400 克，制马钱子 70 克，山慈菇、水蛭、鼠妇各 100 克。共研细末，水泛为丸，每次服 10 克，每日 3 次。另服甲基斑蝥胺片 75 毫克，每日 3 次，1 个月为 1 个疗程，疗程间隔 3 ～ 5 日。（《实用中医药杂志》1998 年第 9 期）

按：临床报道，以扶正消瘤丸治肝癌为主治疗 54 例（其中 49 例在超声引导下用无水酒精 3 ～ 5 毫升 / 周，1 次注射，治疗 6 ～ 8 次）。结果：显效（肿瘤缩小无转移，AFP 转阴或下降，带瘤生存大于 3 年）29 例，有效 21 例，无效 4 例，总有效率为 92.6%。

■ 四逆散合大黄䗪虫丸加减治肝癌

◎ 柴胡 10 克，枳壳 10 克，赤芍 10 克，大黄 10 克，土鳖虫 10 克，黄芩 10 克，桃仁 10 克，郁金 10 克，莪术 10 克，陈皮 10 克，半枝莲 30 克，白花蛇舌草 30 克，石见穿 30 克，甘草 6 克。水煎服。

加减：胁腹胀痛甚者，加延胡索、川楝子、青木香；纳呆乏力甚者，去黄芩、大黄，加党参、黄芪、茯苓、炒麦芽；低热者，加鳖甲（先煎）、青蒿、地骨皮、银柴胡。功效：疏肝理气，活血化瘀。适用于肝癌气滞血瘀证。症见右胁下痞块，两胁窜痛或胀痛，痛处不移，拒按，神疲乏力，纳呆食少，大便溏结不调，舌淡或暗红，或边有瘀斑，苔薄白或薄黄，脉弦涩。（《中华肿瘤治疗大成》）

■ 肝复方加减治肝癌

◎ 党参 12 克，黄芪 20 克，白术 12 克，茯苓 15 克，香附 10 克，陈皮 10 克，柴胡 10 克，穿山甲 10 克，桃仁 10 克，丹参 12 克，苏木 12 克，生牡蛎（先煎）30 克，沉香末（冲服）3 克，全蝎 3 克，鼠妇 6 克，蚤休 30 克。水煎服。

加减：纳呆乏力甚者，加炒麦芽、薏苡仁；便秘者，加大黄、厚朴；痛甚者，加延胡索、川楝子、制乳香、制没药。功效：健脾理气，化瘀软坚。适用于肝癌肝瘀脾虚证。症见胁下痞块，胀痛或刺痛，纳呆食少，腹胀，食后尤甚，神疲乏力，大便溏泄，形体消瘦，舌质紫暗，或有瘀点、瘀斑，苔薄，脉沉细或涩。（潘敏求经验方）

■ 逍遥散加减治肝癌

◎ 当归 15 克，白芍 15 克，柴胡 15 克，茯苓 15 克，白术 15 克，甘草 8 克，薄荷 10 克，生姜 15 克，三棱 15 克，莪术 10 克，蚤休 50 克，白花蛇舌草 50 克。水煎服。

加减：腹水尿少者，去三棱、莪术、茯苓、薄荷、生姜，加大腹皮、陈皮、姜皮、泽泻、茯苓皮；胁痛甚者，加川楝子、延胡索。功效：养血疏肝健脾，消肿散结。适用于肝癌肝郁脾虚证。症见情志抑郁，胁痛腹胀、食少便溏，形体消瘦，神疲乏力，舌质淡胖，苔薄白或白腻，脉弦细。（《中华肿瘤治疗大成》）

■ 四君五皮饮治肝癌腹水

◎ 党参 15 克，白术 15 克，茯苓皮 30 克，大腹皮 15 克，陈皮 10 克，生姜

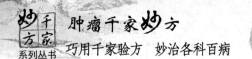
皮 5 克，黄芪 20 克，薏苡仁 30 克，半枝莲 30 克，丹参 15 克，鳖甲（先煎）15 克，半边莲 30 克，木香 10 克，甘草 5 克。水煎服。

加减：恶心欲呕者，加法夏、竹茹；腹泻较甚者，加炮姜、苍术、炒扁豆；身目发黄者，加茵陈、金钱草；腹水较甚者，加泽泻、猪苓、车前草（布包）、牵牛子。功效：健脾益气，利湿消肿。适用于肝癌脾虚湿困证。症见腹大胀满，如囊裹水，上腹结块，身重纳呆，神疲乏力，大便溏薄或腹泻，小便短少，肢楚足肿，舌淡胖，舌边有齿痕，苔白腻；脉弦或滑或濡。（潘敏求经验方）

■ 莲花清肝汤治肝癌

◎ 半枝莲 30 克，蚤休 30 克，白花蛇舌草 30 克，蜈蚣 5 条，干蟾皮 3 克，柴胡 12 克，白芍 18 克，延胡索 12 克，田七 5 克，人工牛黄（冲）1 克。水煎服。

加减：疼痛甚者，酌加徐长卿、蒲黄、五灵脂；大便干结者，加知母、大黄。功效：清肝解毒，化瘀消癥。适用于肝癌肝热血瘀证。症见上腹肿块坚硬，疼痛拒按，或胸胁掣痛不适，烦热，口唇干，口苦喜饮，大便干结，溺黄或短赤，甚则肌肤甲错，舌苔白厚，舌质红或暗红，脉弦数或弦滑。（周岱翰经验方）

■ 莪芪饮治肝癌腹水

◎ 莪术 18 克，枳实 10 克，郁金 15 克，厚朴 10 克，炒白术 30 克，炒山药 30 克，太子参 30 克，杏仁 10 克，桔梗 10 克，猪苓 15 克，茯苓 30 克，泽泻 15 克，益母草 15 克，肉桂 6 克，鸡内金 10 克，甘草 6 克，随证加减。上药水煎取浓汁，每次 20 毫升，每日 2 次，温服。此法可有效地消除肝癌腹水、水肿、纳呆、乏力、少尿等症状体征。腹水消退期可单用莪芪饮。（《中医杂志》2000 年第 2 期）

注：西药可配合应用白蛋白 10 克，静脉滴注，隔日 1 次；氢氯噻嗪（双氢克尿塞）25 毫克，口服，每日 3 次；螺内酯（安体舒通）20 毫克，口服，每日 3 次。

■ 效验单方治肝癌

验方 1　鼠妇内服方

◎ 将干燥鼠妇研成细末，每次 3 克，每日 3 次，温开水冲服。或取干燥鼠妇 60 克，加水适量，煎 2 次，共取汁 240 毫升。每次 60 毫升，每日 4 次，口服。用于各型原发性肝癌。服药期间忌酸、辣。（《肝胆病中医特色治疗》）

注：鼠妇，又名鼠姑、湿生虫。《本草纲目》认为其甘、平，无毒；可治牙痛、经闭、血瘕诸痛。

验方 2　鳖胆止痛方

◎ 将活鳖（雌雄均可）洗净，投入砂锅或铝锅沸水中，煮 5～10 分钟后，将鳖剖开，取出胆囊，挤出胆汁。鳖在 250 克以下，胆汁为 1 次量；250 克以上的鳖，胆汁为 2 次量。每日 1 次空腹服。（《中医抗癌 300 问》）

验方 3　蟾龙散

◎ 蟾酥 5 克，蜈蚣、儿茶各 25 克，参三七、丹参、白英、龙葵、山豆根各 250 克。共研极细末，每服 4 克，每日 3 次。有活血化瘀、散结消癥、清热解毒之功，并能镇痛。（《朱良春精方治验实录》）

验方 4　守宫散

◎ 守宫 100 条。低温烘干，研极细末，每服 2 克，每日 3 次。有解毒消坚、通络定痛，并有强壮作用。少数病例服后有咽干、便秘现象，可取麦冬、决明子各 10 克，水泡代茶饮之。（《朱良春精方治验实录》）

验方 5　蛲蛭散

◎ 蛲螂、全蝎、蜈蚣、水蛭、僵蚕、守宫、五灵脂各等份。共研极细末，每服 4 克，每日 2 次。有解毒消癥、化瘀止痛之功，抗癌药效较强。（《朱良春精方治验实录》）

验方6 治肝癌腹水方3则

◎ ①牵牛子粉，每次 1.5～3 克，每日 1～2 次，大枣 5 枚，煎汤送服。②牵牛子 120 克，小茴香 30 克，共研细末，每次吞服 1.5～3 克，每 1～2 次。③甘遂末每次以 0.5～1 克，装入胶囊，大枣 5 枚，煎汤送服，每日 1～2 次。

■ 肝癌疼痛外治妙方

验方1 蟾蒜外敷方

◎ 活蟾蜍 3 只，剥取蟾皮；再将蒜头 1 枚，研细涂于蟾蜍皮上，蟾蜍皮外敷局部。治肝癌剧痛而用哌替啶（杜冷丁）未效者。（《百病外治 500 问》）

验方2 阿雄膏

◎ 阿魏 60 克，雄黄 30 克，皮硝 60 克，马钱子 30 克，麝香 3 克。先将前 4 味中药研细入葱白捣如泥状，以整体鳖甲 1 个，盛药泥扣敷于右肋肝痛明显处，药泥与皮肤间涂布麝香，外以纱布包扎固定，1 周 1 换。（《中医抗癌 300 问》）

验方3 雄黄散外敷方

◎ 雄黄、明矾、青黛、皮硝、乳香、没药各 60 克，冰片 10 克，血竭 30 克。上药共研为细末，分为 7 包。每次 1 包，每日 1 次，每次敷 8 小时，用醋、猪胆汁各半调成糊状，敷痛处外覆薄膜，包扎固定。药干再蘸醋或猪胆汁。对晚期肝癌剧痛有良效。（《百病外治 500 问》）

验方4 复方山奈膏

◎ 山奈、乳香、没药、大黄、姜黄、栀子、白芷、黄芩各 20 克，小茴香、公丁香、赤芍、木香、黄柏各 15 克，蓖麻仁 20 粒。上药共研为细末，取鸡蛋清（或蜂蜜）适量，混合拌匀成糊状，敷于期门穴。痛剧者 6 小时换药 1 次，痛轻者 12 小时更换 1 次。可持续使用至疼痛缓解或消失。（《肝胆病中医特色治疗》）

验方 5　癌痛药酒方

◎ 松香、制乳香、制没药、莪术各 15 克，冰片 10 克。上药以白酒 500 毫升浸泡 1 周，用数层纱布浸湿药酒，敷于痛处，外用塑料薄膜覆盖，待纱布快干时，再以药酒湿润，间断或连续使用。一般敷 10 ～ 20 分钟即感局部清凉舒适，疼痛逐渐缓解。(《肝胆病中医特色治疗》)

验方 6　癌痛灵液

◎ 生大黄、川黄柏、川黄连、苏木、三七、细辛、生马钱子各 20 克，冰片 10 克。将上药浸入 75% 酒精中，1 周后备用。用时将癌痛灵液涂于疼痛部位，2 ～ 4 小时 1 次。(《疼痛中药外治奇术大全》)

验方 7　复方慈菇膏

◎ 山慈菇、大黄、冰片各 5 克，雄黄 0.5 克，土鳖虫、参三七、蓬莪术、月石、大戟各 3 克，蟾酥 0.1 克，麝香 0.3 克，黑膏药肉 50 克。将上药打成细末和匀，调入已溶化的黑膏药肉内，匀摊在无毒塑料薄膜上，厚 0.5 厘米左右，每张膏药规格为 25 厘米 ×15 厘米大小。外贴肝区疼痛处，隔日换药 1 次。(《中医杂志》1992 年第 1 期)

验方 8　复方元胡丹参酒

◎ 元胡、丹参、台乌药、蚤休、土鳖虫、血竭、冰片等，前 4 味药与地鳖虫以 4 ∶ 1 比例配方，血竭、冰片各按 10% 比例加入。以上药物加 75% 的酒精浸泡 1 周（酒精用量以没过中药为度），过滤后将药物浓度调至每毫升含中药 1 克即可。用法：洗净疼痛部位皮肤，棉签蘸涂，用药面积应大于疼痛周边 2 ～ 3 厘米，每日 3 ～ 4 次。疼痛缓解持续作用较西药强痛定为优。(《百病外治 500 问》)

验方 9　化瘤发热袋

◎ 藤黄 12 克，川芎 12 克，芒硝 12 克，生南星 12 克，川乌 12 克，草乌 12 克，冰片 3 克，大黄 15 克，雄黄 9 克，细辛 9 克，白及 12 克，制乳香 12 克，制没药 12 克，茴香 9 克，山柰 12 克。上药共研末，过 60 目筛，装入一面似 100 目筛小孔的特制清洁袋，加干性发热剂后封闭，再套入厚塑料袋中密封。用时取出内袋，将有微孔的一面接触疼痛部位，定时拍打药袋，使发热剂与空气及药物接触面发热，维持温度在 40℃左右，24 小时换药 1 次。适用于恶性肿瘤或其他良性包块等所引起的疼痛。（《中医抗癌 300 问》）

验方 10　肝癌膏

◎　蟾蜍、丹参各 30 克，大黄 60 克，石膏 80 克，白矾、青黛各 40 克，黄丹 30 克，冰片 60 克，马钱子 30 克，黑矾 20 克，全蝎、蜈蚣各 30 克，二五、甘遂各 100 克，水蛭 20 克，乳香 50 克，没药 20 克。制法：用食醋 1000 毫升文火熬至 1/4 为度；或将上药研极细末，用醋调匀为厚糊状，涂敷于肝区或疼痛部位，以胶布固定，3 日换 1 次。（《朱良春精方治验实录》）

验方 11　蛤蟆雄黄醋膏

◎　药用活癞蛤蟆一只，雄黄 30 克，醋适量。制法：癞蛤蟆去内脏，将雄黄放入其腹中加醋调成糊状，敷在肝区疼痛最明显处（癞蛤蟆腹部贴至痛处），然后固定。一般敷 15～20 分钟后即可产生镇痛作用，并持续 12～14 小时；夏天敷 6～8 小时换 1 次，冬天可 24 小时换 1 次，有止痛消肿作用。（《中医抗癌 300 问》）

　　按：70% 的晚期肝癌以疼痛为主诉。多少年来治癌痛主要靠药物，阿片类药如吗啡、杜冷丁等一直沿用至今，新药不多。因此，运用中药防治癌痛值得推广。中药外用及口服对已发生的癌痛有止痛作用，效果持久而缓和，副作用小。常用止痛中药如元胡、细辛、米壳、白屈菜等，取材方便。乳香、没药、血竭、红花、姜黄、冰片等易溶于酒精，且易于配制外用止痛药。如将冰片溶于适量的酒中，配制成 20%～50% 的溶液，治疗肝癌后期剧痛，往往能在 10～15 分钟内收效。

■ 食疗妙方调治肝癌

验方 1　斑蝥烧鸡蛋

◎　斑蝥 2 只，鸡蛋 1 只。制法：鸡蛋打一小孔，纳入斑蝥（去头、足，棉纸封之），文火烧熟，去斑蝥，吃鸡蛋。功能破血散结，攻毒抗癌。此方宜用于肝癌患者肝区疼痛，腹水明显者。

验方 2　猕猴桃根炖肉

◎　鲜猕猴桃根 100 克，猪瘦肉 200 克。制法：合于锅内，加水同煎，炖熟后吃肉喝汤。功能清热解毒，利湿，活血。

验方 3　壁虎酒

◎　活壁虎 5 ～ 10 条，白酒（60 度）500 毫升。制法：将活壁虎放入盛有酒的棕色瓶内，置阴处，一般浸 7 天即可饮用。每次 10 毫升，每日 2 ～ 3 次。功能散结、止痛。

验方 4　蛤蟆散

◎　癞蛤蟆 1 ～ 2 只。制法：取癞蛤蟆皮、心、肝、眼，置瓦上焙黄，研成细粉，分成 5 包，每次 1 包，每日 2 次，黄酒冲服。或将一只癞蛤蟆去掉五脏，煮烂，凝成胶冻状，口服，每日 1 剂，隔日 1 次。功能解毒、消肿止痛。

验方 5　箬竹叶粥

◎　箬竹嫩叶 60 克，粳米适量。将箬竹嫩叶煎取汁，加粳米煮粥，早晚服用。功能解毒消肿，止血止痛。

验方 6　田七藕汁炖鸡蛋

◎　用田七 2 ～ 3 克，藕汁 30 毫升，新鲜鸡蛋 1 只。制法：将鸡蛋去壳，打入碗中搅拌，加入藕汁（用新鲜藕洗净，削皮，榨取藕汁）及田七粉，拌匀，可加少许冰糖。此方适宜于肝癌以出血（呕血、便血、局部破裂出血）为主证的患者。功能散瘀止痛、止血。

验方 7　鳖甲蛇舌草饮

◎ 鳖甲 30 克，白花蛇舌草 30 克，桃仁、红花各 10 克。将上药煎汤去渣，加适量白糖调味饮用。功效：软坚散结，活血化瘀，抗癌止痛。

验方 8　乌蛇汤

◎ 乌蛇 500 克，何首乌 20 克，虎杖 20 克，茵陈 30 克，五味子 20 克，陈皮 20 克，食用油、盐、葱、姜、蒜各适量。制法：将乌蛇取出内脏（胆汁可饮用，皮可入药），把药草洗净用纱布包好，与蛇肉炖 2 小时。食肉喝汤，每日 1 剂，分 2 次食用。功效：清热解毒，用于肝癌腹胀。

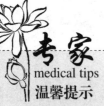

专家
medical tips
温馨提示

不可忽视肝癌病人的家庭护理

作为肝癌病人的家属，在护理肝癌病人中，要善于观察病情，分析问题，及时作出正确判断，指导病人按要求用药和照顾好病人生活。具体应注意以下几点。

◆ 重视病人的用药护理，敦促病人严格遵医嘱用药。认真观察肝癌病人的治疗情况及用药情况，如所用药物的种类、用药时间、用药的量、用药次数等。对于各种治疗方案、治疗药物的疗效作出正确评价，并及时向主治医生反映。

◆ 加强病人的生活护理，保证病人充足睡眠。中医学认为，肝为"罢（疲）极之本"，过度疲劳会损害肝脏。充足的睡眠不仅能缓解疲劳，而且有利于康复。因为"肝藏血""血舍魂""人卧则血归于肝"，所以睡眠还有养肝的作用。如在治疗的同时，保证了足够的睡眠时间，消瘦的病人会很快体重增加，精神焕发，食欲改善，体力增强。临床资料证明，同样的治疗和饮食，睡眠充足的人，体质恢复快；睡眠时间少者则体质恢复差。

◆ 注重精神护理，为病人创造宽松、舒畅的生活环境。要帮助病人保持心态平静，不为名利、家庭、子女、同事之间等琐事烦恼，力争做到勿急、勿躁、勿忧、勿怒。肝癌病人最忌怒，中医说："怒伤肝"。所以肝癌病人要尽量保持良好心境，使脉搏、呼吸、血压、内分泌等均处于平衡协调的状态。

◆ 对肝癌病人疼痛的护理要适当。避免过早、过量使用镇痛药，以防加重肝脏损伤。早期宜用理气止痛或柔肝止痛的中药，验方如芍药甘草汤：白芍 50 克，甘草 15 克，水煎服。可缓解肝癌疼痛，且维持时间较久。民间传食螃蟹可治癌痛，方如：螃蟹 2 只，米酒 50 毫升。螃蟹洗净，盛碗中上笼蒸之，将要熟时加入米酒，再蒸片刻，食蟹肉并饮汁。蟹肉可蘸香油、酱油调味。适用于肝癌疼痛不止。

对于重症肝癌病人要注意饮食护理，蛋白质应适量食入，过多食入往往会诱发肝性脑病（肝性昏迷）；晚期肝癌禁食粗纤维食物和过于生硬的食物，防止损伤曲张的食管静脉而引起吐血、呕血。应避免用手重压肝脏，防止肝脏破裂而引起肝脏大量出血；肝癌后期要勤翻动病人，防止褥疮产生，诱发感染。

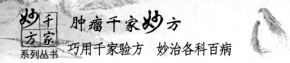

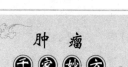

肾　癌

肾肿瘤属中医学"尿血""腰痛""癥积"的范畴。在男性泌尿生殖系统中发病率仅次于膀胱癌。据国内统计，占全身肿瘤 0.4% ～ 2%，约 85% 为恶性。肾癌、肾盂癌早期常无症状，晚期可有典型的三联征：血尿、疼痛、肿块。但并非一定同时出现，也可仅一个或两个，甚至全无。

（1）血尿：60% ～ 70% 的患者可见无痛性、间歇性、全程性血尿（可呈肉眼或镜下血尿）。当癌肿侵犯肾盂、肾盏时尿中可出现条状血块，往往提示癌肿已属晚期。

（2）疼痛：约 50% 的患者可出现腰部持久性钝痛。

（3）肿块：见于 20% ～ 30% 的患者。仅在肿瘤发展到较大体积时才可能在上腹部或后腰部摸到。触及肿块时，往往已非早期。

目前，肾癌的治疗仍以手术切除治疗为主。对于肾癌确诊时已有广泛转移或浸润而未切除，或虽已切除但容易发生远处转移的病人，需要采取中西医结合的综合治疗。中医药对肾癌的治疗，以清利下焦湿热瘀毒为主。基本方可用马鞭草 30 克，白花蛇舌草 30 克，瞿麦 30 克，草河车 30 克，生薏苡仁 30 克。腰痛、血尿者配合八正散；瘀血内阻，肿块伴固定的腰腹痛者，可配合桃红四物汤。

■ 抗肾癌方治肾癌

◎ 小蓟 30 ～ 60 克，瞿麦 30 克，菝葜 30 克，石打穿 30 克，白花蛇舌草 30 克，薜荔果 30 克，京赤芍 15 克，炮山甲 15 克，补骨脂 10 克，川续断 30 克，牛膝 30 克。

水煎服，每日 1 剂。功效：清热利尿，凉血解毒，化瘀消癥。用于肾癌。（《中西医结合临床肿瘤内科学》）

■ 六味地黄丸加味方治肾癌

◎ 生地黄、熟地黄各 6 克，山药 12 克，山茱萸 12 克，牡丹皮 10 克，茯苓 10 克，泽泻 10 克，骨碎补 10 克，女贞子 10 克，怀牛膝 10 克，萹蓄 10 克，阿胶（烊化）10 克，桂枝 7 克，猪苓 15 克，龙葵 15 克，白英 15 克，生黄芪 30 克，枸杞子 30 克。用法：水煎服，每日 1 剂。若低热不退可加青蒿 30 克，鳖甲 15 克，五味子 10 克。适应证：肾癌，膀胱癌，也可用于骨癌。症见腰酸腿软，周身无力，小便不利，尿中带血，疼痛不适，或午后低热。（《段凤舞肿瘤积验方》）

按：此方为段凤舞先生经验方，是在六味地黄丸基础上加味组成的。方名为笔者所加。

■ 蝎鳖蛎甲汤治肾癌

◎ 牡蛎 15 克，穿山甲 12 克，全蝎 6 克，青皮 6 克，木香 4.5 克，五灵脂 9 克，桃仁 9 克，杏仁 9 克。用法：水煎服，每日 1 剂；另取鳖甲煎丸 12 克吞服。若头晕耳鸣加首乌、潼蒺藜、菊花；腹部肿块胀痛加丹参、红花、川楝子、大腹皮。功效：攻坚破积，理气化痰，滋阴潜阳。主治：肾癌，肾透明细胞癌。（《段凤舞肿瘤积验方》引胡安邦方）

按：本方以全蝎、鳖甲煎丸为主，软坚散结；辅以穿山甲专能行散除肿；牡蛎软坚化痰，滋阴潜阳；青皮破气；木香行气；五灵脂活血破瘀；桃杏仁通利润滑气血，取得良好效果。治疗 1 例晚期肾透明细胞癌无法手术患者，服药 5 个月，腹块消失，8 年后恢复正常工作。

■ 治肾肿瘤侵犯结肠方

◎ 当归、赤芍、五灵脂、蒲黄、莪术、败酱草、延胡索各 15 克，川芎、红花、柴胡、怀牛膝、三棱、郁金、香附各 9 克，桔梗、甘草各 6 克，生地黄 24 克，桃仁 12 克，大枣 3 枚。水煎服，每日 1 剂。适应证：肾癌侵犯结肠者。（《实用中西医肿瘤治疗大全》）

■ 辨证选方治肾癌血尿

验方 1　龙蛇羊泉汤加减方

◎ 蜀羊泉（白英）30 克，龙葵 30 克，蛇莓 30 克，半枝莲 30 克，瞿麦 20 克，黄柏 15 克，元胡 10 克，土茯苓 30 克，大蓟 30 克，小蓟 30 克，仙鹤草 30 克，竹茹 10 克，竹叶 10 克，甘草 6 克。用法：水煎服，每日 1 剂。功效：清热利湿、化瘀止血。适用于肾癌属湿热瘀毒型，症见血尿不止，腰部痛剧，腰及腹部肿块胀痛，伴发热、口渴、纳少、恶心呕吐。舌质暗红，苔黄腻，脉滑数。

验方 2　二至丸合八正散方

◎ 墨旱莲 20 克，女贞子 15 克，马鞭草 30 克，白花蛇舌草 30 克，瞿麦 20 克，草河车 30 克，生薏苡仁 30 克，木通 10 克，车前子 15 克，萹蓄 30 克，生熟地各 15 克，赤芍 15 克，灯心 1.5 克，甘草梢 6 克。用法：水煎服，每日 1 剂。功效：清利湿热、益肾解毒。适用于肾癌属湿热蕴肾型，症见尿血，腰痛，坠胀不适，低热，身沉困，饮食不佳，或伴有尿路刺激征，苔腻微黄，脉细滑数。

验方 3　八珍右归二至汤

◎ 黄芪 30 克，太子参 30 克，黄精 30 克，茯苓 10 克，当归 10 克，赤白芍各 10 克，女贞子 20 克，地骨皮 20 克，墨旱莲 20 克，干地黄 20 克，茜草 15 克，干蟾 10 克，僵蚕 10 克，半枝莲 30 克，甘草 6 克。用法：水煎服，每日 1 剂。功效：益肾健脾，扶正祛邪。用于肾癌属肾虚湿毒型，症见尿血，腰部肿块，腰酸、腰痛，腹胀、纳差、恶心、呕吐，形体消瘦、身体虚弱，舌淡白，脉沉细弱。

按：以上3方均引自《中医抗癌300问》。肾癌血尿若夹线条状血块者，应酌加活血化瘀药如三七、赤芍、牡丹皮、桃仁、红花、琥珀末等。还应注意标本兼治，肾癌见血尿，血尿是病之"标"，癌肿是病之"本"，可配合选用的抗癌中草药如：白英、龙葵、草河车、半枝莲、土茯苓、苦参、猪殃殃、干蟾、水杨梅根、莪术、紫草根。并应准确辨证，合理用药，灵活加减，不可局限于止血或拘泥于一方一药。

■ 民间治疗肾癌验方选粹

验方1 金仁双莲汤

◎ 海金沙15克，薏苡仁30克，半枝莲30克，半边莲20克，白茅根15克，血见愁（铁苋菜）25克，大、小蓟各20克，茯苓15克，白术12克，淮山药10克，党参10克，甘草3克，黄芩10克，瞿麦15克。功能清热利湿，凉血止血。主治肾癌。水煎服，每日1剂。本方适用于肾癌血尿合并感染患者。可与其他疗法配合使用。

验方2 药莲葡萄汤

◎ 黄药子9克，半边莲15克，白茅根15克，薏苡仁15克，野葡萄根30克。疼痛加海金沙15克，金钱草15克。血尿加血见愁30克，大蓟炭30克，生地炭30克。功能抗癌消瘤。主治肾癌。水煎服，每日1剂。本方适用于肾癌手术或放疗、化疗的患者。

验方3 鹤仲汤

◎ 仙鹤草60克，焦杜仲30克，补骨脂30克，生地黄30克，白茅根30克，焦地榆30克，知母10克，黄柏10克，干荷叶15克，山慈菇30克，料姜石60克。功能滋阴凉血，清热解毒。主治肾癌。每日1剂，分2次服。本方适用于肾癌初起，反复血尿患者。

验方 4　茅地汤

◎　白茅根 60 克，生地黄 30 克，黄药子 20 克，生薏苡仁 30 克，半枝莲 30 克，半边莲 30 克，小蓟草 30 克，猪苓 50 克，全蝎 10 克，露蜂房 10 克，仙鹤草 30 克，山豆根 10 克，瓦楞子 30 克。功能活血祛瘀，软坚消肿。主治肾癌。每日 1 剂，分 2 次服。本方适用于肾癌反复血尿，腰部有肿块患者。

验方 5　莪蓟汤

◎　莪术 10 克，大蓟 20 克，小蓟 20 克，三棱 10 克，五灵脂 10 克，生蒲黄 10 克，三七 10 克，郁金 20 克，露蜂房 10 克，全蝎 10 克，延胡索 15 克，猪苓 60 克，白芍 15 克，薏苡仁 30 克，龙葵 30 克，料姜石 60 克。功能攻坚破积，祛瘀生新。主治肾癌。每日 1 剂，分 2 次服。本方适用于肾癌大量血尿，腰腹肿块明显疼痛，消瘦，贫血患者。

■ 癌痛散外敷治肾癌疼痛

◎　山奈、乳香、没药、姜黄、栀子、白芷、黄芩各 20 克，小茴香、公丁香、赤芍、木香、黄柏各 15 克，蓖麻仁 20 粒。上药共为细末，用鸡蛋清调匀外敷肾穴位，6 ～ 8 小时更换一次。适用于肾脏肿瘤疼痛者。（《中医抗癌 300 问》）

■ 肾癌止痛散治肾癌疼痛

◎　冰片 3 克，藤黄 3 克，麝香 0.3 克，生南星 20 克。用法：上药共研为细末，酒、醋各半调成糊状。涂敷于腰区肿块处，药干后换药。（《江苏中医》1986 年第 2 期）

■ 食疗便方治肾癌

验方 1　香茶鱼

◎　鲜活鲫鱼 1 条（约 500 克），香片茶（花茶）10 克。将鱼肚切开，用盐、酒腌十几分钟，把泡开的茶叶放入鱼肚中装盘，再在盘边摆放十几片茶叶。武火蒸 20 分钟，出锅后淋上爆香的葱、姜丝即可。主治肾癌无痛性血尿。

验方 2　虾仁豆腐丸

◎ 新鲜剥好的虾仁 300 克，5 厘米见方的豆腐 1 块，大白菜 300 克，鸡蛋 1 个，淀粉、味精、盐、酱、麻油、植物油（豆油）各适量。将虾仁捣碎如泥，拌入豆腐，与鸡蛋清搅在一块儿，拌好后，适量加入淀粉、酱油等调料，再拌后备用。将其捏成如枣大小虾丸，放入七成热的豆油中，以小火煎熟。将以切成段的白菜放入油锅中，一热即将丸倒入，用小火慢慢煨，使白菜焖烂，使虾味进入白菜，用淀粉勾芡，滴上麻油，趁热食用。主要适用于肾癌手术后调养。

验方 3　枸杞甲鱼瘦肉汤

◎ 枸杞子 30 克，甲鱼 1 只（约 500 克），猪瘦肉 150 克。先放甲鱼在热水中游动，使其排尿后，杀死切开，去内脏，洗净切块，加清水适量，与枸杞子、猪瘦肉共炖烂熟，分 2 ～ 3 次服完。适用于肾炎患者化疗间食疗。

验方 4　枸杞海参瘦肉煎

◎ 枸杞子 15 克，海参 250 克，猪瘦肉 100 克。先将海参浸透，剖洗干净，然后与猪瘦肉均切成片状，加水适量共煮至烂熟，调味食用，分次服完。适用于肾炎患者化疗间食疗。

验方 5　香菇虫草炖鸡

◎ 香菇 20 克，冬虫夏草 15 克，未下蛋母鸡 1 只（约 1000 克）。香菇去蒂，母鸡去鸡毛及头脚和内脏，纳香菇、冬虫夏草入鸡腹，竹签缝口，加水适量慢火炖 2 小时，调味服食，可分 2 ～ 3 次服完。适用于肾炎患者化疗间食疗。

验方 6　牛奶蛋清莲子糊

◎ 鲜牛奶 250 毫升，鲜鸡蛋 2 个，石莲子 50 克。将石莲子磨粉，加水适量煮莲子粉成糊状，放入冰糖或白砂糖调味，再放入牛奶和鸡蛋清拌匀，煮沸即可服食。每日或隔日1次。适用于肾炎患者化疗间食疗。

验方7　内金谷姜兔肉汤

◎　鸡内金12克，谷芽30克，生姜3片，兔肉100克。加水适量共煲汤，少量盐调味，喝汤吃肉。每日或隔日1次。适用于肾炎患者化疗间食疗。

验方8　砂仁淮山炖猪肚

◎　砂仁15克，淮山药50克，猪肚1只。砂仁打破，猪肚洗净并去除脂肪。将砂仁、淮山药纳入猪肚内，加水适量，慢火炖至猪肚烂熟，少量盐调味，喝汤或佐膳。适用于肾炎患者化疗间食疗。

验方9　燕窝炖洋参

◎　燕窝6克,西洋参9克。燕窝用温水泡后去杂质,西洋参切片,加清水适量,隔水炖12小时后服用。适用于肾癌患者放疗间食疗。

验方10　梨汁蔗浆荸荠露

◎　雪梨汁1份，甘蔗汁2份，荸荠1份。三者和匀冷服，或加热后温服。适用于肾癌患者放疗间食疗。

验方11　黄芪枸杞煲水鱼

◎　黄芪30克，枸杞子20克，水鱼1只（约500克）。用纱布包黄芪，去鱼鳞及内脏，洗净切块。加水适量炖熟烂，去黄芪渣，加油、盐少许调味，分次服用。适用于肾癌患者放疗间食疗。

验方12　乌龟猪蹄人参汤

◎　乌龟1只（150～250克），猪蹄250克，人参10克。先用沸水烫乌龟使其排尽尿液，截去头爪，去除内脏，洗净后与猪蹄均切块。加水适量，慢火炖熟烂，分次服用。适用于肾癌患者放疗间食疗。

验方13　黄芪虫草炖老鸭

◎　黄芪30克，冬虫夏草15克，老鸭1只。用布包黄芪，去鸭毛和内脏。

将黄芪、冬虫夏草纳入鸭腹，竹签缝合，加适量水炖至烂熟，少量盐调味，喝汤吃肉，分次服用。适用于肾癌患者手术后食疗。

验方 14　牛奶冰糖煮鸡蛋

◎　牛奶 250 毫升，冰糖 30 克，鸡蛋 2 个。先用清水少许煮溶冰糖，倒入牛奶煮沸，即放鸡蛋，拌匀，煮沸即可。每天 1 次。适用于肾癌患者手术后食疗。

验方 15　龙眼猪骨炖乌龟

◎　龙眼肉 30 克，猪脊骨 300 克，乌龟 1 只（100 ～ 250 克）。将猪脊骨斩细。用沸水烫乌龟，使其排尽尿液，截去头爪，去除内脏，洗净切块。加适量水久熬，加少量盐调味，分次服用。适用于肾癌患者手术后食疗。

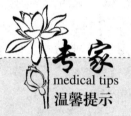

专家
medical tips
温馨提示

肾癌家庭护理要点

◆　促进患者康复家属是好助手。发挥家庭的支持和辅助作用，营造一个良好的治疗、休养气氛和环境，对病人的康复十分重要。病人的体温、体重、衣服尺寸、大小便、食欲、情绪的变化，家属都能直接观察到。这些情况对于医生决定及调整治疗方案很有参考价值，因此说家属是医生的好助手和好参谋一点儿都不过分。

◆　为患者营造良好的休养环境。众所周知，动静结合，起居有常，生活有节，既有利于养生，也有利于疾病的康复。要让患者养成良好的生活习惯，合理安排睡眠、工作、学习、活动、娱乐及进餐等。鼓励患者参加体育锻炼，比如散步、打太极拳等；规律作息时间，避免劳累；注意营造良好的休养环境，保持阳光愉快的心情，这都有利于提高机体自身的免疫力，增强机体防病抗病能力，从而达到生活质量的提高。

◆ 饮食护理对患者的康复至关重要。对于食欲缺乏（食欲不振）、胃口差、食量少的病人，首先饮食上尽量做到色、香、味、形俱佳，少量多餐，避免盲目忌口。可在医生指导下服用一些助消化药物。有腹胀的，应注意调整饮食结构，避免进食不易消化和产气食物。同时注意口腔卫生，定期用淡盐水或漱口液漱口，避免烟、酒及辛辣、油煎等刺激性食物。肾癌病人的特殊饮食原则：适量蛋白质摄取，蛋白质摄取量以每天每千克体重 0.6 克为宜。控制蛋白质的同时，需配合足够热量的摄取，以维持理想体重为原则。

◆ 肾癌疼痛心理护理最重要。使用药物镇痛是目前治疗癌痛的主要手段。但病人除有躯体上的痛苦外，还可能因为精神过度紧张和情绪焦虑而加重疼痛，所以心理护理也可缓解病人的疼痛。如一旦疼痛发作，亲朋家属来到病人面前会给病人带来精神上的安慰。抚摸、按摩、中药外敷等都能为患者减轻痛苦。如局部按摩并在局部涂一些清凉止痛的药物，施以不同温度的刺激；或用 65℃ 左右的热水袋在湿毛巾上行局部热敷（每次 20 分钟），均可取得一定的止痛效果。

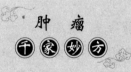

膀　胱　癌

　　膀胱癌约占全部恶性肿瘤的 3%，在我国亦不少见。膀胱癌属中医学"尿血""癃闭""血淋"等证的范畴。

中医学认为，膀胱癌的病因，是由于外感湿热之邪毒，内因肾气亏损，水湿不化，淤积成毒，湿毒化热下注膀胱所致。如《素问·气厥论》说："胞移热于膀胱，则癃溺血"；《金匮要略》中指出："热在下焦则尿血"；《丹溪心法·淋》篇亦认为，"淋有五，皆属乎热"。

从临床看，血尿是膀胱癌最常见的起始症状。中医认为血尿这一主要症状是湿热、湿毒下注膀胱，热盛伤络，迫血妄行，故而小便涩痛有血，所以，临床上最常见的证型是湿热下注型，清利湿热是常用治法。其次，湿热内蕴日久，则遏郁气血，致瘀血内阻，瘀热互结，故尿带血块，时而排尿受阻。遇此则应活血化瘀，解毒散结，在膀胱癌发展过程中，还可见肝肾阴虚，脾肾气虚，气阴两虚等证型，亦应准确辨证，随证施治。

■ 八正散合龙蛇羊泉汤加减方治膀胱癌

◎ 萹蓄 30 克，瞿麦 30 克，黄柏 10 克，栀子 10 克，乌药 10 克，大蓟 30 克，小蓟 30 克，木通 10 克，茅根 30 克，龙葵 30 克，白术 10 克，土茯苓 30 克，蜀羊泉（白英）30 克，蛇莓 15 克，海金沙 15 克，甘草 5 克。用法：水煎服，每日 1 剂。功效：清利湿热，解毒通淋。适用于膀胱癌湿热下注型。症见间隙性、无痛性血尿或尿后带血，伴尿痛，尿频、尿急，小腹坠胀，时而恶寒发热，舌暗红、苔白腻或黄腻，脉滑数或数。（《实用中西医肿瘤治疗大全》）

■ 少腹逐瘀汤加减治膀胱癌

◎ 桃仁 10 克，红花 10 克，赤芍 15 克，丹参 30 克，川芎 10 克，延胡索 10 克，香附 10 克，木香 10 克，枳壳 10 克，马鞭草 30 克，白花蛇舌草 30 克，瞿麦 15 克，草河车 30 克，生薏苡仁 30 克，甘草 5 克。用法：水煎服，每日 1 剂。功效：活血化瘀，解毒散结。适用于膀胱癌瘀血内阻型。病见尿血时多时少，有时排尿不

畅，尿血成块、偶见腐肉随尿排出，小腹坠胀疼痛，舌质紫暗或见瘀点、瘀斑，脉弦或涩。(《中医抗癌 300 问》)

■ 滋养肝肾治膀胱癌

◎ 菟丝子 10 克，枸杞炭 10 克，生地炭 10 克，山茱萸 12 克，女贞子 20 克，墨旱莲 30 克，牡丹皮 15 克，生黄芪 30 克，血余炭 20 克，仙鹤草 30 克，甘草 6 克。用法：水煎服，每日 1 剂。功效：滋养肝肾，清热化瘀。适用于膀胱癌肝肾阴虚型。症见尿血，尿意频数，腰骶疼痛，消瘦纳少，时有低热，烦热口渴，大便干结，舌红少苔，脉细数或弦细。(《中医抗癌 300 问》)

■ 补中益气丸合水陆二仙丹方治膀胱癌

◎ 党参 15 克，黄芪 30 克，白术 15 克，当归 10 克，大枣 20 克，金樱子 30 克，芡实 30 克，土茯苓 30 克，白英 30 克，龙葵 30 克，甘草 5 克。用法：水煎服，每日 1 剂。益气固肾，解毒散结。适用于膀胱癌脾肾气虚型。症见尿血，排尿不畅，滴沥不尽，神疲乏力，少气懒言，动则气短，舌淡白有齿印，脉沉缓。(《实用中西医肿瘤治疗大全》)

按：膀胱癌若见气阴两虚，应气阴双补，扶正抗癌，如参芪地黄汤、大补元煎均可选用，并可加半枝莲、白花蛇舌草等解毒抗癌之品。

■ 龙蛇羊泉汤治膀胱癌

◎ 蜀羊泉（白英）30 克，龙葵 30 克，蛇莓 15 克，海金沙 30 克，土茯苓 30 克，灯心草 10 ～ 30 克，或加土贝母 30 克，竹叶 10 克。用法：水煎服，每日 1 剂。功能清热利湿，解毒消肿。主治：膀胱癌。

按：本方为上海群力草药店方。北京医学院附属第一医院用本方治疗膀胱癌多例有效。如病例：男，40 岁，确诊为膀胱乳头状移行细胞癌，分化 II 级。

服本方 7 剂后，食欲改善，体质增强，膀胱刺激症状消失，连服 3 个月后膀胱镜检：癌块基本消失，膀胱黏膜恢复正常，随访 1 年多无复发。上海市第一人民医院 1978 年 6 月总结应用本方为主治疗 33 例膀胱癌患者，其中 3 例肿瘤脱落，10 例肿瘤缩小或数目减少，有 12 例肿瘤病理检查恶性度降低，还观察到有些病例在服药后免疫功能有升高的现象。该院 1982 年还曾对 21 例膀胱癌患者服用本方治疗观察，结果 5 年存活 19 例，占 90.47%。

本方主药中龙葵、蛇莓、蜀羊泉三味也称为龙蛇羊泉汤，现常试用于各种肿瘤，可根据不同病情加味运用。也可用以上三味加薏苡根、鸭跖草、乌蔹梅、金钱草各 30 克，水煎服治疗膀胱癌。

■ 谢氏龙蛇羊泉汤治膀胱癌

◎ 龙葵 30 克，白英 30 克，蛇莓 15 克，海金沙 9 克，土茯苓 30 克，灯心草 9 克，威灵仙 9 克，白花蛇舌草 30 克。用法：水煎服，每日 1 剂。功效：清热利湿，解毒抗癌。主治：膀胱癌血尿，尿恶臭或尿中有腐肉，排尿困难，小腹疼痛等湿热毒蕴结之证。（谢桐经验方）

■ 蜣蛇汤治膀胱癌

◎ 蜣螂虫 9 克，白花蛇舌草 60 克，半枝莲 60 克，野葡萄藤 60 克，河白草 30 克，金茶匙 30 克。用法：水煎，每日 1 剂，分 2 次服。若伴有血尿加无名异 15 克；小便不利加石蟹 30 克，小茴香 9 克。主治：膀胱癌。（《段凤舞肿瘤积验方》）

按：上海市徐汇区天平路地段医院用本方配合化疗小剂量穴位注射，治疗膀胱癌 42 例，有效 30 例，无效 12 例，总有效率为 71.4%。

■ 复方二蓟汤治膀胱癌

◎ ①半枝莲 30 克，大蓟 30 克，小蓟 30 克，蒲黄炭 30 克，贯众炭 30 克，槐花炭 30 克，知母 12 克，黄柏 12 克，生地黄 12 克，车前子 30 克，赤苓 12 克，猪苓 12 克，白花蛇舌草 30 克。②生地黄 12 克，知母 12 克，黄柏 12 克，蒲黄炭 12 克，大蓟 12 克，小蓟 12 克，象牙屑 12 克，王不留行 15 克，半枝莲 30 克，七叶一枝花 30 克，车前子 30 克，蒲公英 30 克。用法：水煎服，每日 1 剂，分 2 次服。两方辨证选用。功能凉血止血，解毒抗癌。主治膀胱癌。

按：上海中医学院附属曙光医院以本方治疗膀胱癌多例均有疗效，在全部病例中存活 3 年以上者 15.33%。该院又用方②治疗膀胱癌 6 例，显效 1 例，有效 3 例，无效 2 例，总有效率为 66.7%。

■ 蛇桑汤治膀胱癌

◎ 党参 15 克，黄芪 30 克，茯苓 30 克，女贞子 30 克，桑寄生 30 克，白花蛇舌草 30 克。主治膀胱癌。用法：水煎服，每日 1 剂，分 2 次服。功能益气养阴，扶正抗癌。本方适用于膀胱癌体虚者，若体质较好，可酌加山慈菇 15 克，沙苑子 15 克，猪苓 30 克。（《段凤舞肿瘤积验方》）

按：中国人民解放军总医院以本方为主，中西医结合，共治疗膀胱癌 40 例，临床治愈 2 例，显效 24 例，有效 9 例，无效 5 例，总有效率为 87.5%。

■ 蜀葵汤治膀胱癌

◎ 干蜀葵 40 克，或用鲜蜀葵全株 100 克。用法：水煎服，每日 1 剂，分 2 次服。功能凉血解毒。主治膀胱癌。

按：有人曾用本方治愈 2 例膀胱癌，血尿等症状消失，膀胱镜检无炎症，无异物，均已正常工作，随访 2 年未复发。

■ 莲蓟地花汤治膀胱癌

◎ 半枝莲 30 克，大蓟 30 克，小蓟 30 克，六一散（包）30 克，五苓散 15 克，蒲黄炭 15 克，藕节炭 15 克，贯众炭 15 克，知母 9 克，黄柏 9 克，生地黄 12 克，车前子（包）30 克，槐花 15 克。用法：水煎服，每日 1 剂，分 2 次服。加减：血尿不止加白及 12 克，荠菜花 15 克，阿胶 9 克，三七 12 克；乏力较甚者加党参 15 克，孩儿茶 15 克，黄芪 15 克。主治：膀胱癌血尿多，或夹有血块，舌质红，苔黄而干，脉滑数等湿热蕴结，毒蕴血分之证。（雷永仲经验方）

■ 象牙莲蓟汤治膀胱癌

◎ 象牙屑、生地黄、知母、黄柏、蒲黄炭、大蓟、小蓟各 12 克，木馒头 15 克，半枝莲、七叶一枝花、蒲公英、车前子各 30 克。用法：水煎服，每日 1 剂，分 2 次服。

加减：脾虚加党参 15 克，白术 10 克，茯苓 15 克，陈皮 6 克，山药 15 克；虚者加熟地黄 15 克，枸杞子 15 克，菟丝子 15 克，覆盆子 10 克，肉桂 3 克；热甚者加半枝莲 30 克。主治：膀胱癌尿血，血量较多，伴身热腹痛，口干口苦，舌红，苔黄腻等湿热内蕴，毒邪内结之证。（刘嘉湘经验方）

■ 止血清热利湿散结治膀胱癌

◎ 凤尾草 30 克，瞿麦 15 克，忍冬藤 30 克，大、小蓟各 30 克，龙芽草 30 克，针包草 15 克，侧柏叶 9 克，白茅根 18 克，土茯苓 30 克，猪苓 15 克，茯苓 15 克，炮姜 4.5 克，焦山栀 12 克，蒲黄 6 克，皂角刺 9 克。用法：水煎服，每日 1 剂，分 2 次服。主治：邪蕴膀胱，见无痛性血尿，舌淡薄红，脉细滑。（楼建国经验方）

■ 五苓散加味治膀胱癌

◎ 猪苓、茯苓、白术、生黄芪各15克，泽泻、海金沙、海藻各18克，桂枝10克，生地榆、生薏苡仁、白花蛇舌草各30克。用法：水煎服，每日1剂，分2次服。加减：血尿不止加琥珀、仙鹤草；小便混浊加萆薢、射干；小便滴沥不尽加杜仲、菟丝子；小腹痛加延胡索、香附、乌药。主治：膀胱癌伴小便涩滞刺痛难忍，血尿、小腹痛，腰痛等。（张书林经验方）

■ 蟾蜍煎治膀胱癌

◎ 蟾蜍2只。用法：每日1剂，水煎分2次服。蟾蜍纱布包，煮取肉汁内服。功能解毒抗癌。主治膀胱癌。

■ 地榆炭食醋汤治膀胱癌

◎ 地榆炭100克，食醋500毫升。用法：水煎，每日1剂，分次服完，服量不限。功能软坚解毒止血。主治膀胱癌血尿等症。

专家
medical tips
温馨提示

膀胱癌的康复治疗

对长期接触联苯胺等化学致癌物质的工人，应长期定时查尿，并采取一定的预防措施。患者忌烟酒，减少房事；定期作膀胱镜检查；及时治疗膀胱炎症及膀胱结石。

对膀胱癌血尿者，注意生活及饮食调护。生活调理方面，要保持会阴区特别是尿道口的清洁，预防感染；要重视心理护理，帮助病人解除紧张、恐惧、失望等不良心态，引导其忘掉疾病心情舒畅，更好地配合多种治疗。饮食调理可选用下列食疗方：①清蒸桃胶。桃树胶10克，冰糖适量，加水少许，共蒸服食。②赤小豆内金粥。赤小豆50克，鸡内金10克，研细末调匀，煮粥食用。③大麦米粥。大麦米75～100克，白糖或红糖少量，调匀，作早餐或点心食。④每天用银耳20克，加水清蒸20分钟，不拘时间频服。

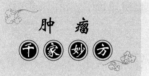

阴 茎 癌

阴茎癌在我国并不少见，在男性恶性肿瘤发病率中占有相当的比例。在中医古籍中，阴茎癌的记载始见于《疡疮心得集》。古称"肾岩""肾岩翻花"，俗名"翻花下疳"。散见于其他医籍中的诸如"肾头生疮""蜡烛花""风飘烛""包茎疮"等病名，亦与阴茎癌相类似。

对于阴茎癌的治法，《马培之外科医案·肾岩》提出了基本治疗法则："实火可泻，虚火可补，且雷龙之火，不宜直折。脉细数，阴分大伤，急当峻补真阴，兼介类潜阳之法。俾龙雷之火，得以归窟，而外患方保无虞"。也就是说，阴茎癌内治时既要清热、解毒、利湿、散结，又不能忽视补肝肾，益气血，扶护正气。

■ 散肿溃坚汤加减治阴茎癌

◎ 柴胡9克，升麻9克，龙胆草15克，黄芩9克，桔梗9克，昆布9克，

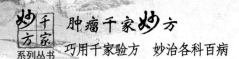

当归9克，赤、白芍各9克，木香9克，三棱12克，蚕砂12克，土茯苓30克，甘草6克。水煎服，每日1剂。功效：疏肝解郁，化痰散结。适用于阴茎癌初期，阴茎马口附近有丘疹、结节、疣状肿物，逐渐增大，溃则渗流滋水或血水，或有痒痛，舌苔薄白或白腻，脉弦或滑。（《兰室秘藏》卷下）

■ 龙胆泻肝汤加减治阴茎癌

◎ 龙胆草30克，栀子9克，黄芩9克，柴胡9克，车前草30克，生地黄15克，泽泻12克，蜈蚣2条，山豆根15克，马鞭草15克，萹蓄15克，瞿麦15克，当归9克，甘草6克。功效：清利湿热，泻火解毒。适用于阴茎癌中期，阴茎部溃疡，肿胀疼痛，翻花如石榴状，有浆液血样渗出物，腐臭难闻，舌红苔黄腻，脉弦数。（《中医抗癌300问》）

按：阴茎癌中期若局部溃烂，伴腰酸腿软，头晕耳鸣，口燥咽干，舌红无苔，脉细数等，属阴火内炽。治宜滋阴降火，宜用知柏地黄汤加半枝莲治之。后期烂通尿道，形成尿漏，甚则阴茎溃烂脱落，身体瘦弱，饮食不思，舌淡，脉沉细无力。此为气血不足，脾胃虚弱。治当补益气血，和胃健脾，宜当归补血汤加味（药如：黄芪30克，当归9克，党参9克，白术9克，茯苓9克，陈皮9克，薏苡仁30克，赤小豆30克，甘草6克。水煎服，每日1剂）。

■ 血竭胶囊治阴茎癌

◎ 血竭10克，白芍10克，象皮15克，枯矾15克，青黛15克。共为细末，装入胶囊，每日2次，每次2粒。适用于虚证内服。（《实用中西医肿瘤治疗大全》）

■ 苓花汤治阴茎癌

◎ 土茯苓60克，苍耳子15克，金银花12克，白鲜皮、威灵仙各9克，龙胆草6克。水煎服，每日1剂。茶叶、食盐煎水洗患处。主治：阴茎癌。（《段凤

舞肿瘤积验方》)

■ 古今验方治阴茎癌

验方 1　土茯苓薏米汤

◎ 土茯苓 30 克，白鲜皮 15 克，金银花、薏苡仁各 30 克，防风 6 克，本通 9 克，木瓜 15 克，皂角子 10 克。每日 1 剂，水煎服。功能清热解毒，燥湿消痛，适用于阴茎癌。(《外科真诠》)

验方 2　芪归饮

◎ 黄芪 30 克，当归身 15 克，茯苓 30 克，牡丹皮 12 克，砂仁 10 克。每日 1 剂，水煎服。功能益气养血，适用于阴茎癌。(《谦益斋外科医案》)

验方 3　双粉丸

◎ 红粉 9 克，轻粉 6 克，水银 3 克，大枣 10 枚。共研细末为丸，每丸如绿豆大小，每日 1 丸，不可超过 2 丸。功能攻毒杀虫，适用于阴茎癌。(源于江西余平县人民医院协定方)

验方 4　血竭消癌散

◎ 血竭、没药、滑石、牡丹皮各 30 克。共为细末，每用少许敷患处。功能破积散瘀，适用于阴茎癌。(《浙江中医学院学报》1982 年增刊号)

验方 5　琥珀通淋汤

◎ 琥珀（分冲）10 克，苍术 9 克，吴茱萸 6 克，车前子（包）、赤茯苓各 30 克，滑石 15 克，山栀子 10 克，萆薢 12 克，泽泻 30 克，牡丹皮 12 克，益智仁 20 克，青盐 30 克，猪苓 20 克。每日 1 剂，水煎服。功能清热利湿，解毒消痛，适用于阴茎癌。(《枫江陈萃田先生外科临证》)

验方 6　通淋抗癌汤

◎ 瞿麦、萹蓄、金银花、车前草、马鞭草各 30 克。每日 1 剂，水煎服。功

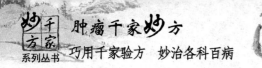
能清热利湿，适用于阴茎癌。(《中西医结合临床肿瘤内科学》)

■ 皮癌净治阴茎癌

◎ 红砒 3 克，指甲 1.5 克，头发 1.5 克，大枣（去核）1 枚，碱发面 30 克。制法：先将红砒研细末，再与指甲、头发同放入去核枣内，用碱发面包好，放入桑木炭中，煅烧成炭，研细末，备用。煅烧时须注意：①煅烧时应细心观察，轻轻翻动药团，使其煅烧均匀；但不能用力过大，以防破碎。②煅烧时，见药团冒出白烟，臭气；烟过后，药团表面出现黄色小点，都是正常现象。③煅成的药团，当轻松如炭，轻敲辄碎，其色乌亮。如敲开药团，见枣内有红赤色细丝，指甲、头发未分开，易破碎者，为煅好。

皮癌净有较好的祛腐解毒作用，不但能治疗阴茎癌，而且对鳞状上皮癌也有肯定的疗效。用法：将药末直接撒于瘤体表面上；或用麻油调成 50% 的糊剂，涂于瘤体疮面，每日或隔日 1 次。换药时，如局部溃烂腐臭者，宜配合清热解毒之药外洗，用龙葵 30 克，白花蛇舌草 15 克，黄柏 15 克，煎取药汁，待温后，换药前洗涤患处。当阴茎癌肿平复，肉芽新鲜，可改用生肌散、生肌玉红膏外敷，2～3 日换药 1 次。(《古今方药集锦》)

■ 抗癌药粉治阴茎癌

◎ 生马钱子 6 克，枯矾 15 克，鸦胆子 10 克，生附子 6 克，硇砂 15 克，雄黄 15 克，密陀僧 6 克，青黛 10 克，轻粉 3 克。共研细末，撒于肿瘤局部，周围用凡士林纱条保护正常组织，每日换药 1 次，连用 5 次，观察局部若未全消者，仍可再用。(《段凤舞肿瘤积验方》)

■ 抗癌Ⅰ、Ⅱ号方治阴茎癌

◎ 抗癌Ⅰ号方由鸦胆子肉、硇砂、砒石、草乌各 6 克，雄黄、轻粉各 9 克，硼砂、枯矾各 30 克，麝香 1.5 克，冰片 3 克，合霉素 10 克等组成；抗癌Ⅱ号方药物组成为白及、象皮、紫草各 15 克，炉甘石 30 克，合霉素 5 克。两方药物均混合研细末，分装备用。用法：先行包皮环切术，暴露肿瘤，外敷抗癌Ⅰ号，每日或隔日换药 1 次，直至癌巢部病理检查阴性，然后改用抗癌Ⅱ号外敷，直至疮面愈合。(《中医泌尿外科杂志》1983 年第 5 期)

■ 局部中药浸渍方治阴茎癌

◎ 当归、地龙、草乌、五灵脂、乳香、没药、白芥子各 15 克，木鳖子（炒黄后研粉）5 克。水煎，取药汁 300 毫升，以消毒纱布浸吸药液，湿敷阴茎。每日早、晚各半小时，用 10 ～ 30 日。注意：此方有毒，不可内服。(《中医抗癌 300 问》)

■ 食疗药膳治阴茎癌

验方 1　杞麦猪小肚粥

◎ 猪小肚 3 ～ 4 个，枸杞子 20 克，大麦 100 克。猪小肚洗净切丝，与枸杞子、大麦一起加水适量煮粥，盐调味服食。

验方 2　党参鱼肚鸡肉

◎ 党参 30 克，鱼肚 20 克，鸡肉 100 克。鸡肉切细丝，鱼肚清水浸泡半天后切细，加入党参和适量水煮熟，盐调味服食。主治阴茎癌体质虚弱者。

验方 3　卤水乌梅

◎ 卤水 1000 毫升，乌梅 27 个，放砂锅或搪瓷缸内，煮沸后细火持续煎 20 分钟，放置 24 小时过滤备用。成年人口服每日 6 次，每次 3 毫升，饭前后各服 1 次。

验方 4　杏仁核桃

◎ 甜杏仁 5 克，核桃肉 2 枚，共捣极细，缓缓嚼服。

验方 5　山药鲫鱼

◎　山药 9 克，甜杏仁 9 克，塞入鲫鱼中，加佐料煮食。

验方 6　马齿苋炒猪腰

◎　新鲜马齿苋 30 ～ 60 克，洗净，炒猪腰食。同时可用马鞭草 30 ～ 120 克煎汤熏洗。

验方 7　知柏地黄脊髓丸

◎　黄柏 10 克，知母、熟地黄各 20 克，龟板 30 克，猪脊髓不拘量，蜂蜜适量。诸药研末，加猪脊髓，炼蜜为丸，如梧桐子大，每日 1 丸。本方滋阴补肾，清热降火，适用于阴茎癌，肝阳素亢，相火内灼。

专家
medical tips
温馨提示

预防阴茎癌，要及时作包皮环切手术；经常洗包皮，特别对包茎者，应经常翻转清洗；定期自我检查，并注意局部清洁；术后定期作腹股沟淋巴结检查；合理运用中医药，用药原则为：养生调摄促康复，培元清毒防复发。

睾丸肿瘤

睾丸的肿瘤是男性生殖系统中最常见的肿瘤。发病率高于前列腺癌和阴茎癌，占男性恶性肿瘤的 1% ～ 2%，大多数发生在青壮年（多发生于 20—39 岁的男子）。正常的睾丸是呈鸡蛋状的椭圆形，表面光滑。如有发生任何异常，必须到医院做进一步检查，早期睾丸癌的治愈率可达 90% 以上。

睾丸肿瘤属中医学"子痈""子痰""睾肿""石疝"的范畴。多由情志内伤，肝郁痰凝；或痰气交阻，血行瘀滞；或本先天不足，肝肾亏损，加之肝经枢机不畅，痰瘀滞于肝经，痰核结于睾丸，渐成坚硬肿块。治疗以疏肝理气、活血化瘀、清热化痰散结、滋补肝肾为基本原则。

■ 邵氏治睾丸肿瘤基本方

◎ 铁篱寨 30 克，败酱草 30 克，荔枝核 30 克，马鞭草 30 克，小茴香 10 克。肝郁痰凝者佐以疏肝化痰药，如柴胡、枳壳、郁金、浙贝母等；瘀血阻滞加活血、化瘀、散结药，如当归、桃仁、红花、牛膝等；肝肾阴虚应加补肾、育阴、软坚等药，如熟地黄、枸杞子、山茱萸、鳖甲、牡蛎等。水煎服，每日 1 剂。（《中西医结合临床肿瘤内科学》邵梦扬经验方）

■ 健脾散结方治附睾平滑肌肉瘤

◎ 党参 12 克，白术 12 克，茯苓 12 克，薏苡仁 12 克，天花粉 12 克，莪术 12 克，板蓝根 12 克，淡竹叶 12 克，半枝莲 30 克，皂角菌 30 克，白花蛇舌草 30 克，露蜂房 10 克，甘草 3 克，蟑螂（焙干、研细、冲服）4 ～ 6 个。将上药

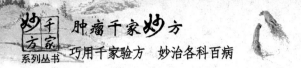

加水煎取药汁约 1000 毫升，当茶饮。每剂服 1 ～ 3 日，连续服用。此方治附睾平滑肌肉瘤有良效。（《实用中西医肿瘤治疗大全》）

■ 段氏治睾丸肿瘤验方

验方 1　乳没儿茶散

◎ 制乳香 3 克，制没药 3 克，血竭 3 克，儿茶 3 克，炮山甲 3 克，浙贝母 3 克，麝香（元寸）3 克，牛黄 3 克，海蛤粉 3 克。共为细面，装胶囊贮瓶内备用。每日 3 次，每次 5 ～ 6 粒。（《段凤舞肿瘤积验方》）

验方 2　棉花根煎

◎ 棉花根 30 克，桔梗 15 克，乌药 9 克，枳壳 10 克。每日 1 剂，水煎服。主治：睾丸肿瘤。（《段凤舞肿瘤积验方》）

验方 3　胡芦巴棉花根煎

◎ 胡芦巴 30 克，棉花根 30 克，补骨脂 15 克，小茴香 6 克。水煎服，每日 1 剂。主治：精原细胞瘤。（《段凤舞肿瘤积验方》）

■ 经验方治睾丸肿瘤

验方 1　三棱莪术六君汤

◎ 党参、三棱、莪术、荔枝核各 15 克，白术、茯苓、半夏、青皮、橘核各 12 克，陈皮 10 克，夏枯草 30 克，甘草 3 克。水煎服，每日 1 剂，适用于精原细胞瘤。（《实用中西医肿瘤治疗大全》）

验方 2　二地二丹软坚汤

◎ 生地黄 15 克，熟地黄 15 克，丹参 15 克，牡丹皮 9 克，砂仁 3 克，金银花 30 克，天龙 6 克，夏枯草 12 克，生牡蛎 30 克，黄柏 15 克，知母 9 克，仙灵脾 12 克，仙茅 12 克，当归 9 克，芙蓉叶 15 克。用法：水煎服，每日 1 剂。

功效：滋肾益精，清热活血，软坚散结。主治：可用于各种细胞类型的恶性睾丸肿瘤。

加减：在此基本方基础上，根据症状变化进行辨证加减。肾阴虚者加龟甲、鳖甲、枸杞子。肾阳虚者加肉桂、菟丝子、锁阳。痰瘀甚者加桃仁、莪术、地龙、莱菔子、制天南星、姜半夏。少腹拘急者加乌药、丹参、降香；小便出血者加大蓟、茜草。少腹疼痛者加川楝子、元胡、三棱。（《男科病千家妙方》）

验方 3　川楝二核汤

◎ 川楝子、橘核、荔枝核各 12 克，白花蛇舌草、半枝莲、半边莲各 30 克，忍冬藤、紫花地丁、蒲公英各 15 克，元胡 10 克，石打穿 25 克，连翘、海藻各 9 克。水煎服，每日 1 剂。主治：睾丸肿瘤肿硬疼痛者。（《中医抗癌 300 问》）

验方 4　龙蛇白英汤

◎ 龙葵、白英、白花蛇舌草、土茯苓各 30 克，蛇莓 15 克，海金沙、灯心草、威灵仙各 9 克。水煎，每日 1 剂，分 3 次服。治各期睾丸癌。（经验方）

验方 5　牡蛎软坚汤

◎ 生牡蛎 60 克，昆布、海藻、僵蚕各 15 克，土木鳖 5 克，炮甲片 10 克，山慈菇 12 克，半枝莲 30 克。水煎，每日 1 剂，分 3 次服。主治各期睾丸癌。

验方 6　二苓芪术汤

◎ 猪苓、茯苓、白术、生黄芪各 15 克，泽泻、海金沙、海藻各 18 克，桂枝 10 克，生地榆、生薏苡仁、白花蛇舌草各 30 克。水煎，每日 1 剂，分 3 次服。主治晚期睾丸癌。（《中医抗癌 300 问》）

验方 7　薜荔果棉花根煎

◎ 薜荔果 30 克，棉花根 30 克，王不留行 12 克，小茴香 9 克。水煎服，每日 1 剂。主治：睾丸肿瘤。（《实用中西医肿瘤治疗大全》）

验方8　菠葜棉花根煎

◎ 菝葜 30 克，棉花根 30 克，荔枝核 30 克，八月札 30 克，元胡 15 克。每日 1 剂，水煎服。主治：睾丸肿瘤。（《实用中西医肿瘤治疗大全》）

■ 外治妙方治睾丸肿瘤

验方1　如意金黄散

◎ 天花粉 120 克，黄柏、大黄、姜黄、白芷各 90 克，厚朴、陈皮、甘草、苍术、天南星各 24 克。各药切成薄片，晒极干燥，各研极细净末合和再研，瓷器收藏，勿令泄气。适用于睾丸肿瘤，红赤肿痛、发热坠重而未成脓者，用葱汤同蜜调敷，夏月温热红肿甚者改用温茶汤同蜜调敷。（《外科正宗》）

验方2　蟾蜍汁

◎ 取中等大小蟾蜍 1 只，除去内脏洗净，清水煮烊取汁，每日分 2 次于饭后半小时内服，并用其汁涂抹肿物处。据报道，此法用于睾丸胚胎癌术后腹腔、纵隔、肺、精索转移者，曾获满意疗效。（《实用中西医肿瘤治疗大全》）

验方3　皮癌净

◎ 红砒 3 克，指甲 1.5 克，头发 1.5 克，大枣（去核）1 枚，碱发白面 30 克。先将红砒研细，与指甲、头发同放于大枣内，用碱发白面包好放于木炭火中，煅烧炭样，研细为末，装瓶备用，或用麻油调成 50% 膏剂。外用，粉末可直接敷于肿瘤疮面上，或用膏剂涂于患处，每日或隔日 1 次。本药对放化疗无效者仍比较适宜。用于睾丸肿瘤局部溃疡或溃烂。（《中医抗癌 300 问》）

■ 食疗药膳调治睾丸肿瘤

验方1　夏枯草川贝煲兔肉

◎ 夏枯草 24 克，川贝母（打碎）12 克，一同用布包扎；兔肉 250 克切细块，与布包一起放锅内，加水适量，武火煮沸后改用文火煮 1～2 小时，去布包，调味后食用。适用于睾丸肿瘤肝经郁热型。

验方 2　夏枯草海带水鸭汤

◎ 水鸭半只，夏枯草 15 克，海带 30 克。先将夏枯草洗净；海带浸泡后洗净，切丝；水鸭去皮毛、肠脏、脚爪，洗净，斩件。把夏枯草放入锅内，加清水适量，武火煮沸后，文火煮 30 分钟，去渣；再把海带、水鸭放入夏枯草水内，煮 2 小时，调味即可。随量喝汤吃肉。适用于睾丸肿瘤肝经郁热型。

验方 3　猫爪草猪肉汤

◎ 取猫爪草 30 克洗净，猪瘦肉 100 克洗净、切片，加水适量，武火煮沸后改用文火煮 1～2 小时，调味即可。

验方 4　土茯苓生地炖乌龟

◎ 乌龟（约 500 克）1 只，土茯苓、生地黄各 50 克，生姜 5 克。将土茯苓、生地黄、生姜洗净，乌龟用开水烫，使其排尿，去肠脏、头、爪，洗净、斩件，然后将全部用料一齐放入炖盅内，加开水适量，炖盅加盖，文火隔水炖 2 小时，调味即可食用。具有清热解毒，滋阴补肾的功效，可用于睾丸肿瘤阴虚毒聚兼湿热见证者。

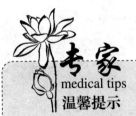

专家
medical tips
温馨提示

睾丸肿瘤的家庭康复要点

◆ 调配饮食，适当活动。病人久病后导致体质衰弱，热量和蛋白质消耗较多，可通过补充饮食营养和水分来调理。睾丸肿瘤患者每餐应适当配备富有高热量、高蛋白、高维生素的食物，绝对戒烟和禁止酗酒，避免食用刺激之物。经常提醒患者注意保证休息时间，并指导患者根据自身具体情况，选择合适的单练方式，以期促进身体康复。

◆ 注重心理康复。睾丸肿瘤病人的精神负担之重可想而知，容易悲观、厌世。首先，病人自身应坚强面对疾病，树立战胜癌症的坚定信念，避免出现消极情绪。另一方面，患者的好友亲属应多给予鼓励，家人要随时观察并与病人沟通思想，重视其心理活动，时时关心体贴安慰病人，要耐心倾听病人的诉说，使病人感到亲人的温暖，避免情绪波动，消除顾虑，保持心情舒畅，合理安排生活起居，维持病人生存的希望。

◆ 重视居住环境。病人住的房间要清洁优雅，周围安静，避免吵闹。保持房间空气新鲜，阳光充足，定时开窗换气，避免直接吹风，防止受凉。根据温度的变化情况，随时增减衣被，室内温度和湿度要适宜。

睾丸肿瘤护理的好坏，直接影响着睾丸肿瘤治疗的整体疗效，妥善日常护理能够在一定程度上减轻患者痛苦，加快患者康复的进程，提高患者的生存质量。此外，患者一定正规治疗，定期复查，预防复发转移。

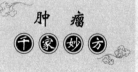

前列腺癌

前列腺癌常见于老年人，发病年龄多在 60—80 岁，40 岁以下者罕见。前列腺癌是男性生殖系常见的恶性肿瘤，约占泌尿生殖系统肿瘤的 4%。

前列腺癌属中医学"癃闭""淋证""溺血"的范畴。中医对前列腺癌的治疗，早在汉代张仲景《金匮要略》及隋朝巢元方的《诸病源候论》就已论及，其后历代医家各有所述，明代张景岳的《景岳全书》较全面地提示了清热解毒，活血祛瘀，软坚消结，温阳利水等治法。近代医家在大量临床实践中确定了辨证施治，攻邪扶正的辨治模式。在配合手术、放疗、化疗、内分泌治疗起增效，减少毒性反应和不良反应的作用。晚期患者失去手术、放疗、化疗机会，单纯用中医药治疗以减轻痛苦，延长生存期，提高生命质量。

■ 八正散合龙蛇羊泉汤加减治前列腺癌

◎ 大黄6克，木通6克，瞿麦12克，萹蓄12克，车前子12克，龙葵12克，白英12克，栀子12克，斑蝥5个，麦芽30克，甘草梢6克。用法：水煎服，每日1剂。若尿血量多加白茅根30克，小蓟15克，地榆15克。功效：清热化湿，祛毒通利。适用于前列腺癌湿热蕴结型。症见小便短数，灼热疼痛，尿多黄赤，淋漓不畅，或偶见血尿，口黏而苦，阴部胀痛拒按，舌质红，苔黄腻，脉滑数。

■ 代抵当汤合龙蛇羊泉汤加减治前列腺癌

◎ 大黄10克，当归10克，生地黄10克，穿山甲20克，龙葵20克，白英20克，桃仁15克，芒硝6克，白花蛇舌草30克，车前子15克，制斑蝥5个，甘草6克。用法：水煎服，每日1剂。若会阴痛甚者，加制马钱子0.9克，以通络止痛。功效：行瘀散结，祛毒通利。适用于前列腺癌气滞血瘀型。症见小便点滴而下，或尿出如细线，或时通时阻，少腹胀满疼痛，舌质紫暗或有瘀点，脉涩或弦细。

■ 橘核丸合导痰汤加减治前列腺癌

◎ 橘核20克，厚朴12克，茯苓12克，海藻15克，昆布15克，海带15克，陈皮15克，元胡12克，川楝子15克，桃仁12克，枳实12克，半夏12克，胆南星 12 克，全蝎 15 克，蜈蚣 15 克，白花蛇舌草 30 克，木通 6 克。用法：水煎服，每日 1 剂。功效：化痰散结，祛毒利尿。适用于前列腺癌湿聚痰凝型。症见小便涓滴不通，或点滴不爽，尿流变细，少腹不痛，胸闷、纳差，口黏无味，或下肢浮肿，舌质淡胖，舌苔厚腻，脉滑或濡。

■ 化癌汤合龙蛇羊泉汤加味治前列腺癌

◎ 黄芪 30 克，茯苓 15 克，当归 15 克，白术 12 克，白芥子 12 克，银花藤 15 克，茜草 12 克，龙葵 15 克，蛇莓 15 克，白英 15 克，制斑蝥 5 个，制附片 6 克，甘草 6 克。症见气血两亏型如尿流变细，排出无力，或点滴不通，神疲乏力，气短懒言，面色苍白或面黄消瘦，舌淡白、苔薄，脉弱。治当补益气血，健脾消瘤。

■ 前列腺术后抗癌康复方

◎ 土茯苓 15～30 克，百部 12～15 克，蜈蚣 12～15 克，斑蝥 5～6 个，莪术 12～15 克，露蜂房 9～12 克，白英 15～20 克，龙葵 15～20 克，蛇莓 12～15 克，半枝莲 20～30 克，黄芪 20～30 克，甘草 6～9 克。用法：水煎服，每日 1 剂。研究表明，前列腺癌在手术前应用抗癌中草药，可以有效控制癌症发展，一是能使癌细胞退行性改变及坏死；二是能增强宿主的免疫力。这些作用对患者术前控制病情及术后恢复均有益处。

注：以上 5 方均引自《中医抗癌 300 问》。

■ 通淋龙蛇羊泉汤治前列腺肉瘤

◎ 大黄 10 克，山栀 10 克，桃仁 10 克，车前子 20 克，炮山甲 15 克，龙葵 20 克，萹蓄 12 克，生地黄 12 克，蛇莓 12 克，白英 12 克，制斑蝥 6 个，莪术 12 克，露蜂房 12 克，芒硝 6 克，甘草 6 克。用法：水煎服，每日 1 剂。若癌转移而骨痛甚者，可加制马钱子 0.6～0.9 克；肺转移而咳血者，去芒硝、大黄，加川贝母 15 克，白茅根 30 克。功效：清热利尿，化瘀软坚。用于前列腺肉瘤实证者，症见尿频、尿急、尿痛，小便点滴不通或量极少，或见血尿，会阴痛甚，后期伴下肢疼痛，或见肺转移症状如咳嗽、咳血等。（经验方）

■ 二参龙蛇羊泉汤加减治前列腺肉瘤

◎ 人参 9 克，沙参 15 克，黄芪 18 克，茯苓 30 克，鳖甲 18 克，女贞子 15 克，桂枝 6 克，白英 15 克，蛇莓 15 克，龙葵 15 克，泽泻 12 克，车前子 15 克，制斑蝥 5 个，甘草 6 克。用法：水煎服，每日 1 剂。并可随气虚、肾虚、气阴两虚之不同见证，加减用药。功效：扶正祛毒，化瘀利尿。用于前列腺肉瘤虚证者，表现为少腹坠胀，时欲小便而不得出，或量少而不畅，或闭而不通，偶见血尿，面色苍白，神气怯弱，腰膝冷且瘦软无力，舌质淡，脉沉细无力。（经验方）

■ 精方简药治前列腺癌

验方 1　昆藻棱术汤

◎ 昆布 30 克，海藻 30 克，三棱 10 克，莪术 10 克，当归 15 克，丹参 30 克，郁金 10 克，猪苓 30 克。水煎服，每日 1 剂，每个疗程 3 个月，常年维持服药。功能活血化瘀，消积利水。主治前列腺癌。

验方 2　知柏刺猬汤

◎ 知母 10 克，黄柏 10 克，刺猬皮 15 克，木通 10 克，赤芍 15 克，牛膝 15 克，炮山甲 15 克，生牡蛎 30 克。水煎服，每日 1 剂，每个疗程 3 个月，常年维持服药。方药可随证加减。功能通利散结。主治前列腺癌。

验方 3　夏枯败酱汤

◎ 夏枯草 30 ～ 60 克，败酱草 30 克，金钱草 30 克，王不留行 30 克，龙葵 30 克，薏苡仁根 60 克。水煎服，每日 1 剂，每个疗程 3 个月，常年维持服药。

方药叫随症加减。功能通利散结。主治前列腺癌。

验方4　葡萄蛇舌汤

◎ 野葡萄根30克，白花蛇舌草30～60克，半边莲30克，土茯苓30克。水煎服，每日1剂，每个疗程3个月，可常年维持服药。功能抗癌利水，主治前列腺癌。

验方5　野葡萄根煎

◎ 野葡萄根30～60克。水煎服，每日1剂。功能抗癌消瘤。主治前列腺癌。本方可作为配合手术、化疗、放疗后辅助治疗使用。

验方6　瞿麦煎

◎ 瞿麦60～120克。水煎服，每日1剂。功能利水通淋。主治前列腺癌。本方可作为配合手术、化疗、放疗后排尿不畅者辅助治疗使用。

验方7　马鞭草煎

◎ 马鞭草30～60克。水煎服，每日1剂。功能清热通淋。主治前列腺癌。本方可作为配合手术、化疗、放疗后排尿不畅者辅助治疗使用。

验方8　射干解毒汤

◎ 射干30克，黄芪20克，蒲公英、仙鹤草、白毛藤各25克，琥珀（冲）5克。水煎服，每日1剂。功能清热解毒，益气利湿，对前列腺癌有效。

验方9　蛇莲汤

◎ 白花蛇舌草30～60克，半枝莲、野葡萄根、土茯苓各30克。每日1剂，水煎服。功能清热解毒利湿，对前列腺癌有效。

验方10　蛇草苡仁粥

◎ 白花蛇舌草100克，菱粉60克，薏苡仁60克。将白花蛇舌草洗净，加水1500毫升，煮开后用文火煎15分钟，去渣取汁，加薏苡仁煮至苡仁裂开，再加菱粉，煮熟为度。功能清热利湿抗癌，对前列腺有效。

■ 治前列腺癌尿潴留的简便验方

前列腺癌患者主要临床表现是排尿障碍。**80%** 者出现进行性排尿困难，严重时尿流滴沥，可有慢性尿潴留，或急性尿潴留。对此，可适当选用中医外治法治疗。

验方 1　蒜头栀子外敷方

◎ 独头蒜 1 个，栀子 3 枚，盐少许，捣烂摊纸上贴脐部，良久可通。

验方 2　葱白麝香外敷方

◎ 葱白 500 克，捣泥纳麝香少许，拌匀，先置脐上 1 包，热熨约 15 分钟；再换 1 包，冰水敷 15 分钟，如此交替使用，以通为度。

验方 3　甘遂海金沙外敷方

◎ 甘遂 2 克，或海金沙 10 克，研为细末，用醋调膏，纱布包裹，外敷脐部，胶布固定。

验方 4　栀子豆豉外敷方

◎ 黑栀子 10 克，淡豆豉 12 克，青葱 5 根，食盐少许，前二味药研细末后，再将诸药共捣成饼，贴于关元穴（在下腹部，前正中线上，当脐中下 3 寸）。

验方 5　麝香田螺外敷方

◎ 麝香 1 克，以田螺水调敷关元穴，另服中药理气活血利尿之剂。

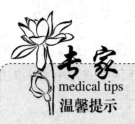
专家
medical tips
温馨提示

前列腺癌患者的自我护理

前列腺癌是中老年男性较常见的一种疾患。病者在积极治疗的同时，针对病因，进行自我保健也十分重要。

◆ 心理帮助。要让病人及其家属了解病情，以及可能恢复的状态和对治疗中及治疗后可能出现的状况，如排尿困难、尿失禁、病理性骨折及性功能问题等，使病人在心理上对疾病有一个正确的认识。患者要精神饱满、情绪乐观。如精神高度紧张、情绪易于波动、情感上过于脆弱等都会造成食寝不安、身体抗癌能力下降，引起病情恶化。

◆ 调理好饮食。许多饮食因素可以使患前列腺癌的危险增高。多项研究显示，高脂饮食会刺激前列腺癌生长。牛肉和高脂奶制品似乎是前列腺癌的刺激物，大量奶制品的摄入可使患前列腺癌的危险增高；相反，水果和蔬菜及低脂饮食可能有助于降低患前列腺癌的危险。这些健康食物包括大豆（豆腐和豆奶）、西红柿、石榴、绿茶、红葡萄、草莓、蓝莓、豌豆、西瓜、迷迭香、大蒜和柑橘等。因此，前列腺患者的饮食宜清淡，低脂肪，避免辛辣和烟酒，多食谷类、坚果与蔬菜类食物。饮酒可使前列腺及膀胱颈充血而诱发尿潴留，患者须绝对戒酒。

◆ 增强体质也就自然增强了抗癌能力。进行适当的体育锻炼。患者可根据自身体质情况，选择散步、游泳、打太极拳、习剑和慢跑等活动项目，运动量以不感到疲劳为度。规律的生活会使机体处于正常的工作状态，这样，肿瘤的复发、转移也就无隙可乘。

◆ 积极治疗其他并发病，防治病情恶化。肿瘤患者一般体质较弱，往往伴有并发疾病，如上呼吸道感染、糖尿病、肺炎、肠炎和心脑血管疾病等，在康复期要进行积极治疗。遵医嘱服药，帮助机体恢复同肿瘤细胞作斗争的能力，最大限度地调动人体的免疫功能，尽可能减少体内残存肿瘤细胞的数量，明显改善患者的生活质量，有效提高肿瘤患者的生存期。

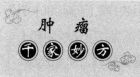

子宫肌瘤

　　子宫肌瘤是女性生殖器中最常见的一种良性肿瘤，也是人体最常见的肿瘤之一。由子宫平滑肌增生而成，其间有少量纤维结缔组织。多见于30—50岁妇女，20岁以下少见。临床表现以白带增多、月经过多、经期延长或阴道不规则出血为主要症状。肌瘤大者，可有膀胱、直肠压迫症状，并可导致不孕症和贫血。

　　本病属中医学"癥瘕""带下"范畴，有些子宫肌瘤患者，以阴道不规则出血为主要证候，亦可按"崩漏"辨证施治。

　　中医学认为，癥瘕"皆五脏六腑真气失而邪气并，遂乃生焉"。所以癥瘕的形成，不仅是局部气血阻滞塞的结果，而且与脏腑经络的功能失调密切相关。究其原因，多为经期、产后、产时，血室正开，胞脉空虚，风寒湿邪乘虚侵入胞宫络脉，或房事不节，损伤脉络，瘀阻胞宫。内因多为脾气虚弱，气血瘀阻，积聚胞宫，久成癥瘕。

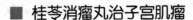

■ 桂苓消瘤丸治子宫肌瘤

◎ 桂枝 120 克，茯苓 150 克，牡丹皮 100 克，桃仁 100 克，鳖甲 120 克，穿山甲 100 克。制法：上药共研细末，炼蜜为丸，每丸重 10 克。每日服 2 丸，早晚各服 1 丸。1 个月为 1 个疗程，可连续 3 个疗程以上。功效：活血化瘀，消癥散结。主治：子宫肌瘤属血瘀型，肌瘤质硬固定不移，肌肤乏润，舌质紫暗。（《北京中医杂志》1989 年第 6 期）

■ 水蛭蒲黄散治子宫肌瘤

◎ 水蛭、丹参、蒲黄、赤芍、红花、姜黄各等量。用法：取上药研细末混匀，每次 15 克，以温开水空腹时冲服，早晚各 1 次。1 个月为 1 个疗程，可连续用药 1～3 个疗程。功效：活血化瘀，消癥散结。主治：子宫肌瘤属血瘀型，肌瘤质硬，固定不移。（《江苏中医》1996 年第 8 期）

■ 软坚散结汤治子宫肌瘤

◎ 海藻 30 克，昆布 30 克，海浮石 30 克，生牡蛎 30 克，山慈菇 15 克，夏枯草 15 克。用法：取海浮石、牡蛎加水 500 毫升，先煎 30 分钟，余药用水浸泡，待先煎药达到时间后，纳入余药同煎。每剂药煎服 2 次，每日 1 剂。功效：化痰，软坚，消癥。主治：子宫肌瘤属痰湿型，肌瘤不消，固定不移，舌苔白腻。（《中医杂志》1992 年第 5 期）

■ 桂枝茯苓丸治子宫肌瘤

◎ 桂枝、茯苓、牡丹皮、赤芍、桃仁各等量。将上药共研细末，炼蜜为丸，如梧桐子大。服法：每次 6 克，每日 2 次，温开水送服。功能活血化瘀，缓消癥块。主治妇人小腹宿有癥块，按之痛，腹挛急。或经闭腹胀痛，白带多等证。对

子宫肌瘤有良好的治疗作用。(《中成药研究》1986 年第 5 期)

■ 桂苓丸治子宫肌瘤

◎ 桂枝、茯苓、桃仁、蕲柏、祁艾、青皮、川续断、黄芪各 10 克，黄柏 6 克。共研成细末，炼蜜为丸，每丸重 10 克。每日 3 次，每次 1 丸，1 ～ 3 个月为 1 个疗程，月经来潮时停药。适用于子宫肌瘤血瘀型偏寒虚弱者，小腹隐痛，带下量多、清稀。(《新编实用家庭医学全书》)

■ 肌瘤内消丸治子宫肌瘤

◎ 山慈菇 60 克，夏枯草 120 克，射干 60 克，海藻 90 克，生何首乌 90 克，远志 60 克。上药共研细末，炼蜜为丸，每丸重 9 克。每次 1 丸，每日 3 次。经期停服，3 个月为 1 个疗程。

按：本方用药重在化痰散瘀，软坚散结。据《中国医药学报》(1990 年 2 期)报道，用本方治疗子宫肌瘤 125 例，治愈 11 例，显效 69 例，有效 37 例，无效 8 例，总有效率为 93.6%。

■ 橘荔散结丸治子宫肌瘤

◎ 川楝子、橘核、荔枝核、岗稔根、制何首乌、川断各 15 克，小茴香 12 克，乌药 12 克，海藻 20 克，生牡蛎 30 克，粟壳 12 克。共研细末，炼蜜为丸。每天 6 克，分 3 次口服。月经净后 3 天开始服用，月经前 3 ～ 5 天停药，3 个月为 1 个疗程。

按：本方用药重在理气、化痰、软坚。据《新中医》(1990 年 2 期)报道，用本方治疗子宫肌瘤 150 例，治愈 18 例，有效 111 例，无效 21 例，总有效率为 86%。

■ 宫癥汤治子宫肌瘤

◎ 当归、炮山甲、桃仁、莪术、香附、续断、夏枯草、怀牛膝各 12 克，王

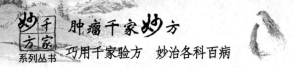

不留行、三棱各 9 克，昆布 15 克，薏苡仁 30 克，水煎服，每日 1 剂。经期加用三棱注射液肌肉注射，每日 1 次。(《中医诊治 100 病》)

■ 活血软坚汤治子宫肌瘤

◎ 丹参 30 克，泽兰、当归各 20 克，川芎、白芍各 12 克，三棱、莪术各 9 克。若气虚加四君子汤；月经期加仙鹤草 30 克，艾叶炭 10 克；肾虚加续断、桑寄生各 10 克。水煎，每日 1 剂，分两次服。多在服药后 3 个月取效。(《中医诊治 100 病》)

■ 中药热敷治子宫肌瘤

◎ 穿山甲 20 克，当归尾 30 克，白芷 30 克，赤芍 30 克，丹参 30 克，小茴香 30 克，生艾叶 30 克。将诸药装入长 21 厘米、宽 15 厘米的纱布袋，先用水浸泡数小时，再隔水蒸 15 分钟，取出待温热后置于小腹上热敷，如冷却再放置热水袋加温。每日 1 剂，每日热敷 2 次，每次 20～30 分钟，20 次为 1 个疗程。

■ 药膏贴敷治子宫肌瘤

◎ 川乌、土鳖虫、乳香、没药各 18 克，天南星 12 克，蜈蚣 12 条，马钱子 50 粒。诸药共研为细末，加凡士林调和成膏，摊纱布上，贴敷脐孔和肿块处，每天 1 次，每次敷药 2 小时。

■ 灌肠疗法治子宫肌瘤

◎ 三棱、莪术各 20 克，生蒲黄 12 克，五灵脂、桃仁各 9 克，七厘散 1 小瓶。将前 5 味药加水煎取汁，再把七厘散冲入药汁中，保留灌肠。

■ 冲阴灌肠法治子宫肌瘤

◎ 红藤、半枝莲、连翘、败酱草、牡蛎、赤芍、荔枝核各 24 克，五灵脂、白芷、三棱、莪术、延胡索各 12 克，皂角刺 30 克，三七粉 9 克。上药水煎取汁后与三七粉混合搅匀，倒入冲洗器中，每晚睡前将臀部垫高，涂上肥皂，插入阴道或肛门，用手加压将药液注入阴道或肛门，保留 4 小时以上。

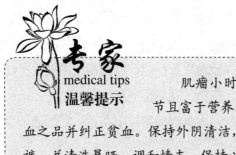

肌瘤小时可随访观察。避免过劳，饮食有节且富于营养。病人出血多时，应及时服止血之品并纠正贫血。保持外阴清洁，白带多时要及时更换内裤，并清洗暴晒。调和情志，保持心情舒畅。

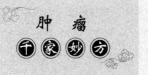

宫 颈 癌

宫颈癌是最常见的恶性肿瘤之一，发病率位于女性肿瘤的第二位。宫颈癌早期没有任何症状，随着病情进展，患者可见下列主要临床表现：

阴道出血　年轻患者常表现为接触性出血，发生在性生活、妇科检查及便后出血。出血量可多可少，一般根据病灶大小、侵及间质内血管的情况而定。早期出血量少，晚期病灶较大表现为大量出血，一旦侵蚀较大血管可能引起致命性大出血。年轻患者也可表现为经期延长、周期缩短、经量增多等。老年患者常主诉

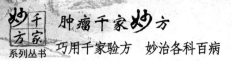

绝经后不规则阴道出血。

阴道排液　白带增多也为宫颈癌常见症状，约 80% 的宫颈癌患者有此症状。患者常诉阴道排液增多，白色或血性，稀薄如水样或米汤样，有腥臭味。晚期因癌组织破溃，组织坏死，继发感染等，有大量脓性或米汤样恶臭白带排出。

晚期癌的症状　根据病灶侵犯范围出现继发性症状。病灶波及盆腔结缔组织、骨盆壁、压迫输尿管或直肠、坐骨神经时，常诉尿频、尿急、肛门坠胀、大便秘结、里急后重、下肢肿痛等，严重时导致输尿管梗阻、肾盂积水，最后引起尿毒症。到了疾病末期，患者可出现消瘦、贫血、发热及全身衰竭。

宫颈癌的诊断主要根据病史和临床表现，尤其有接触性出血者，需做进一步检查。

对早期宫颈癌患者，以中医辨证与局部用药相结合，每可获根治之效。即或中、晚期患者，在手术后或应用化学疗法、放射疗法时，如同时服用中药，也可达到调理阴阳、培扶正气的目的。中医治疗皆以调气血，和阴阳，扶正祛邪，增强机体抗病能力为原则。在辨证施治的基础上，合理应用抗癌中药，对提高子宫颈癌的临床疗效，也是十分有益的。

■ 辨证选方治宫颈癌

验方 1　丹栀逍遥散加减方

◎ 牡丹皮 9 克，山栀 9 克，当归 9 克，杭芍 12 克，柴胡 6 克，白术 9 克，茯苓 9 克，白花蛇舌草 15 克，半枝莲 15 克，败酱草 12 克，八月札 9 克，夏枯草 9 克，甘草 6 克。水煎服，每日 1 剂。功效：疏肝解郁，利湿解毒。用于宫颈癌肝郁化火型，临床以血性白带为主证。白带增多，偶杂血丝，或性交后出血；性情抑郁，烦躁易怒，胸胁胀闷，小腹胀痛，心烦口干，舌质红或紫或有瘀点，脉弦或涩。

验方2　知柏地黄丸加减方

◎ 知母9克，黄柏9克，生地黄15克，牡丹皮9克，茯苓9克，泽泻9克，墨旱莲15克，女贞子15克，枸杞子12克，夏枯草12克，白花蛇舌草15克，仙鹤草15克，甘草6克。水煎服，每日1剂。功效：滋养肝肾，清热解毒。用于宫颈癌肝肾阴虚型，以阴道不规则流血为主证。赤白带下，或经水淋漓，腰酸腿软，手足心热，口干便秘，舌红，苔薄少或光剥，脉细数。

验方3　黄连解毒汤加减方

◎ 黄连9克，黄芩9克，黄柏9克，栀子9克，土茯苓30克，薏苡仁30克，牡丹皮9克，赤芍9克，草河车15克，半枝莲9克，白花蛇舌草15克，车前草15克，甘草6克。水煎服，每日1剂。功效：清热解毒，活血化瘀。用于宫颈癌湿热瘀毒型，以大量浆液性、米汤样或洗肉水样白带并伴恶臭为主证。白带量多，色如米泔或赤白相兼，或如脓如黄水，秽臭难闻；下腹疼痛，拒按，伴口干咽燥或低热，宫颈局部可见癌灶感染坏死，舌红或有瘀点，苔黄腻，脉弦数或滑数。

注：以上3方均选自《中医抗癌300问》。

■ 土茯苓苣荬菜汤治宫颈癌

◎ 土茯苓30克，苣荬菜（野苦菜）30克，海螵蛸24克，白英24克，生薏苡仁24克，香茶菜15克，墓回头15克，黑木耳9克，茜草根9克。水煎服，每日1剂。适用于宫颈癌，赤白带多。（《段凤舞肿瘤积验方》）

■ 藤芩汤治宫颈癌

◎ 白毛藤（白英）12克，土茯苓12克，苦参12克，坎炁（干脐带）12克，半枝莲12克，墓回头12克。加减：带下多加白槿花6克，糯根皮12克，白鸡

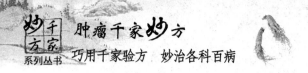
冠花 12 克。用法：每日 1 剂，煎 2 次分服。主治：宫颈癌，症见赤白带下，或阴道出血等。（《段凤舞肿瘤积验方》）

■ "三品"药物锥切治宫颈癌

◎ 白砒 45 克，白矾 60 克，雄黄 7.2 克，没药 3.6 克。制法：将白砒、白矾分别研细末混合，制成白色疏松状物，质轻易碎，研细后加入雄黄、没药，并混匀，压制成一分硬币大小的三品饼（厚 2 厘米、重 0.2 克）及三品杆（长 20～25 毫米，直径 3 毫米，重 0.25 克），经紫外线消毒后备用。

用法：用窥阴器暴露宫颈消毒后，用凡士林纱条保护好阴道及穹窿部，先敷一枚三品饼，7～9 天后局部组织坏死成药物圆锥脱落，送病理活检。休息 1～2 天后同法将三品杆置入宫颈管内。如此反复上药 5～12 次，直至宫颈全部摧毁，使宫颈管呈圆锥筒状。待以上三品饼及三品杆被组织吸收后，局部组织脱落前均换敷中药双紫粉或鹤酱粉（双紫粉：紫草 30 克，紫花地丁 30 克，草河车 30 克，黄柏 30 克，墨旱莲 30 克，冰片 3 克，共制细末，高压消毒后备用。鹤酱粉：仙鹤草 30 克，败酱草 30 克，金银花 30 克，黄柏 30 克，苦参 30 克，冰片 3 克，研细末，高压消毒后备用）。

适应证：用于宫颈原位癌及 Ⅰa 期宫颈癌。有祛腐败毒、清热生肌作用，并具有破坏局部肿瘤细胞的增生和繁殖的功能。据报道,本疗法治疗早期宫颈癌（0 期、Ⅰa 期）的 5 年治愈率达国内外先进水平。

禁忌证：宫颈鳞癌早期浸润腺管型者；宫颈鳞状上皮原位癌、宫颈鳞癌早期间质浸润波及阴道穹窿者；老年妇女因宫颈高度萎缩或单纯颈管癌不便观察浸润深度者；并发严重心、肝、肾疾病者。（《中国中西医结合妇产科情报资料》1988 年第 2 期）

■ 催脱钉治宫颈癌

◎ 山慈菇 18 克，制砒霜 9 克，雄黄 12 克，蛇床子 3 克，硼砂 3 克，麝香 0.9 克，枯矾 18 克，冰片 3 克。上药共研细末，加适量红米糊（约红米粉 9 克）制成长 1 厘米左右的钉状栓剂，消毒后备用。用法：用窥阴器暴露宫颈消毒后，于颈管内插钉，每次 1～2 枚。插药后填入蜈蚣散棉垫（蜈蚣散：轻粉 6 克，冰片 1.5 克，麝香 0.3 克，蜈蚣 4 条，黄柏 30 克，雄黄 3 克，共研极细末，消毒备用，每用 1 克）。使用药棉垫应带线塞于宫颈表面，24 小时自行取出。此法每周用药 3 次，连续 1 个月为 1 疗程，停药 1 周后复查活检。本法适用于宫颈鳞状上皮不典型增生的防癌治疗，以及宫颈原位癌、I 期或 II 期等早期宫颈癌患者。（《实用中西医肿瘤治疗大全》）

■ 外用经验方治宫颈癌

验方 1　莪术复方外用粉

◎ 莪术、三棱等量，研为细末，加入 1% 呋喃西林，5% 冰片。每日 1 次，每次 1～2 克，喷于宫颈病灶上。莪术具有破血行瘀、行气止痛之功，对多种肿瘤有抑制作用，近年用于宫颈癌的治疗，收效颇佳。

验方 2　制癌粉

◎ 蟾蜍 15 克，雄黄 9 克，白及 12 克，制砒霜 1.5 克，明矾 60 克，紫凶砂 0.3 克，三七粉 6 克。共为细末，外用。

验方 3　黄白散

◎ 雄黄 60 克，白矾 60 克，冰片 60 克，五倍子 60 克，大黄 30 克，藤黄 30 克，轻粉 30 克，桃仁 30 克，凶砂 30 克，麝香 1.5 克。共研细末，用带线棉球蘸取药粉，塞于阴道宫颈癌灶处，每周 2 次。

验方4　二白散

◎　白矾、白砒各等份。先放白砒于瓦罐中，次以白矾末盖之，用火煅至青烟尽、白烟起，取出药末，局部用，可摧毁颈管内癌灶及组织。具体应用时可将二白散与适量的熟粳米和匀，制成粗细不等的条形，阴干后供局部用。（《中医杂志》1989 年第 9 期）

验方5　湿敷填塞法

◎　苦参 60 克，蛇床子 30 克，野菊花 30 克，黄柏 15 克，白芷 15 克，地肤子 15 克，石菖蒲 15 克。水煎取浓汁，用纱布浸药液，填入阴道内，浸润宫颈癌体，能达到清热燥湿、解毒祛腐之功。

验方6　阴道熏洗法

◎　茄根、川椒、马兰花、蛤蟆草（即蔷薇科植物委陵菜）各 15 克，生枳壳、大戟各 30 克，大黄、五倍子、苦参、皮硝、瓦松各 9 克。上药共煎取汁，乘热坐熏，等药液温度降至 37℃左右时，冲洗阴道，每日 1 次。

■ 辨证食疗治宫颈癌

◇　**肝郁气滞型**　心情忧郁，胸胁或小腹胀痛，心烦易怒，周身窜痛，口干不欲饮，白带增多，宫颈糜烂，呈小菜花样改变。舌质正常或稍红，舌苔薄白；脉弦或涩。治宜疏肝理气，解郁。

验方1　鱼鳞胶

◎　鲫鱼或鲤鱼鳞甲适量，米酒适量，将鱼鳞甲用文火熬成鱼鳞胶。每次 30 克，用温米酒兑入水冲服。每天 1 剂，连服 15 ～ 20 剂。

验方2　苡米菱角粥

◎　薏苡仁 30 克，菱角 60 克。加水煮粥内服。每天 1 剂，连服 30 剂为 1个疗程。

◇ 湿热蕴毒型　白带增多，状如米泔或粉污，恶臭，小腹胀痛，尿黄便干，口苦口干，宫颈呈菜花样坏死，或者继发感染。舌质红，苔白腻或黄腻；脉滑数。治宜清热解毒，活血祛瘀。

验方 1　山豆根粉

◎ 山豆根粉 3 ～ 6 克，黄柏 6 克，黄芩 6 克，牡蛎 30 克，甘草 3 克，白糖适量。将黄柏、黄芩、牡蛎、甘草煎汤去渣，冲山豆根粉及白糖内服。每天 1 剂，连服 10 ～ 15 剂为 1 个疗程。

验方 2　槐蕈煎

◎ 槐蕈 6 ～ 10 克，用水煎服。每天 1 剂，常服。

◇ 肝肾阴虚型　头晕耳鸣，口苦口干，腰膝酸痛，手足心热，大便秘结，小便短赤，常有阴道出血，宫颈呈菜花结节型或溃疡空洞型改变。舌质红或正常，苔薄白；脉细数等。治宜滋补肝肾、佐以解毒。

验方 1　三草蔗糖

◎ 墨旱莲 15 克，白花蛇舌草 30 克，重楼 30 克，生地黄 15 克，山药 15 克，蔗糖适量。将墨旱莲等前五味药煎水去渣，兑入蔗糖冲服。每天 1 剂，连服 20 ～ 30 剂为 1 个疗程。

验方 2　龟甲肉

◎ 龟甲 30 克，山药 15 克，山茱萸 9 克，女贞子 15 克，槐蕈 6 克，猪瘦肉 60 克。将龟甲等前五味药煎汤去渣，加猪瘦肉煮熟服食。每天 1 剂，常服。

◇ 中气下陷型　赤白带下，阴道、肛门有下坠感，腰酸痛，食欲不振，二便不利。舌质淡红，苔薄白；脉细无力。治宜补中益气。

验方 1　鱼鳔苡米粥

◎ 薏苡仁 30 克，菱肉 15 克，大枣 10 枚，黄鱼鳔 5 克，共同煮粥食。每日 1 剂，常食。功能健脾益气抗癌，对晚期宫颈癌中气下陷者适用。

验方2　当归黄芪鸡

◎ 当归24克，黄芪15克，雄鸡1只，盐、料酒、葱、姜各少许。将鸡宰杀，洗净去内脏，置当归、黄芪于鸡腹内，然后将鸡放入大碗内，加盐、酒、葱、姜后，上笼，旺火蒸30分钟可食用，分3～4天食完。

验方3　羊肉河鱼萝卜汤

◎ 羊肉300克，鲜河鱼（约500克）1条，白萝卜1个。羊肉切成大块，放入滚水中，同切片的萝卜煮15分钟，汤和萝卜弃去。羊肉放入锅内，加水（约为锅容量的2/3）、葱、姜、酒，煮至熟透。再将鱼用豆油煎透后，放入羊肉锅内同煮30分钟。汤中加盐、香菜、蒜苗、葱末，即成美味可口的羊鱼鲜汤。主要用于宫颈癌术后的调养。

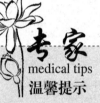

专家
medical tips
温馨提示

宫颈癌患者在饮食上应适当调理，多食肉蛋龟鳖之类，以增进机体的抗病能力；忌食雄鸡、猪头肉、猪脚爪、虾、酒等腥荤发物，以免加重病情。宫颈癌放射治疗时，应服用养血滋阴之品，如猪肝、莲藕、木耳、菠菜、芹菜、菱角、梨、香蕉之类；宫颈癌术后，应服用补肾健脾之，如山药粉、桂圆肉、桑椹、黑芝麻、枸杞、油菜等；宫颈癌化疗时，宜服补气养血食品，如山药、薏米粥、胎盘、阿胶、木耳、枸杞、莲子等；晚期病人应选用高蛋白、高热量的食物如牛奶、鸡蛋、红小豆、绿豆、鲜藕、苹果等。

肿瘤
千家妙方

子宫内膜癌

子宫内膜癌又称宫体癌，占女性生殖系统恶性肿瘤的 20% ～ 30%，发病率逐年上升。遇到下述情况之一者，应立即做子宫内膜检查：绝经期后出血或出现血性白带（可为淘米水样，常伴有腥臭味），在排除宫颈癌和阴道炎后，应高度警惕子宫内膜癌；年过 40 岁有不规则阴道出血，虽经激素治疗仍不能止血，或一度止血后又复发者；年龄较轻，但有长期子宫出血不育者；阴道持续性排液者。

子宫内膜癌在中医学中归于"崩漏""五色带下"等证的范畴。如《血证论》云："崩漏者，非经期而下血之谓也"，故多见于 50—60 岁绝经后的妇女。又如《医学入门》说："凡非时血行，淋漓不断，谓之漏下；忽然暴下，若山崩然，谓之崩中"。昔所谓"五色带下"，即是指妇人带下青、赤、黄、白、黑五色相杂。以上均是子宫内膜癌的临床常见症状。

中医学认为，子宫内膜癌的发生主要是内因七情郁结，肝郁气滞，气滞血瘀；或因房劳多产，淫欲太过，肝肾亏损，继而冲任失调。外因偏食肥甘油腻，或湿热、湿毒内侵，滞留胞中，邪毒积聚，瘀血阻滞，加之冲任不固而发病。故应根据中医证型审因论治。

■ 辨证选方治子宫内膜癌

验方 1　丹栀逍遥散加减方

◎ 牡丹皮 10 克，山栀 10 克，柴胡 6 克，当归 12 克，白芍 12 克，白术 12 克，茯苓 12 克，半枝莲 15 克，白花蛇舌草 30 克，夏枯草 15 克，甘草 6 克。水煎服，每日 1 剂。功效：疏肝解郁，清热解毒。用于子宫内膜癌属肝郁化火型，症见阴道不规则下血，或经断复来；白带增多夹有血丝，情志抑郁，心烦易怒，两乳及胸胁胀痛，少腹疼痛，口干欲饮，舌边瘀点、苔薄黄，脉弦数。

验方 2　银甲丸加减方

◎　金银花 15 克，鳖甲 15 克，连翘 20 克，蒲公英 15 克，紫花地丁 12 克，生蒲黄 9 克，椿根皮 9 克，茵陈 12 克，半枝莲 15 克，白花蛇舌草 15 克，土茯苓 15 克，甘草 6 克。上药煎取药汁，分 2 次冲兑琥珀末、三七粉各 3 克。功效：利湿解毒，化瘀散结。用于子宫内膜癌属湿热瘀毒型，症见阴道有不规则出血；带下量多，色黄如脓或赤白相杂，秽臭难闻，尿黄、溲赤，口干咽燥，小腹痛并可扪及包块，舌见瘀点，苔黄腻，脉滑数或弦数。

验方 3　杞菊地黄丸加减方

◎　枸杞子 12 克，杭菊花 9 克，生地黄 15 克，怀山药 15 克，山茱萸 9 克，茯苓 12 克，泽泻 12 克，牡丹皮 9 克，夏枯草 15 克，半枝莲 15 克，白花蛇舌草 15 克，仙鹤草 15 克，甘草 6 克。水煎服，每日 1 剂。功效:滋养肝肾，清热解毒。用于子宫内膜癌属肝肾阴虚型，症见阴道不规下血，时或淋漓不断，头晕目眩，少腹连腰骶疼痛，手足心热，口干便秘；带下量多，秽臭难闻，舌嫩红、苔少或光剥，脉细数。

注：以上 3 方均选自《中医抗癌 300 问》。

■ 愈黄丹治子宫内膜癌

◎　水蛭 10 克，虻虫 6 克，制香乳 6 克，制没药 6 克，黄连 6 克，蜂房 10 克，黄柏 10 克，牡丹皮 10 克，龙胆草 6 克。制法：上药研末，各取净粉，照方混合后用银花 100 克煎汤，代水泛为丸，雄黄（忌高温烘）10 克为衣。用法：每次 2 克，每日 2 次，吞服。功效：健脾化湿，清热解毒。主治：湿毒瘀结型子宫内膜癌，阴道出血黑紫色质稠，带下不断且量多，色黄如脓或赤白相混并伴有胸闷腹痛，腰膝疼痛，口咽干苦，烦热纳少，便秘或溏泄，小便短赤或涩痛不利，舌质红苔黄腻，脉滑数或弦数。亦可用于湿毒下注之子宫颈癌，症见白带绵下，量多，伴有腥臭，或见红，口干苦，腹痛，苔薄腻或黄腻，舌质红，脉滑数。(《实用中西医肿瘤治疗大全》上海中医学院方)

■ 三甲榆蜂汤治子宫内膜癌

◎ 生黄芪 60 克，党参 15 克，龟甲 15 克，鳖甲 15 克，牡蛎 15 克，蜂房 9 克，蛇蜕 9 克，全蝎 9 克，地榆 15 克，荷叶 15 克，仙鹤草 30 克，茜草 15 克。水煎服，每日 1 剂。功效：益气滋阴，软坚散结，清热止血。用于子宫内膜癌、宫颈癌。症见神疲乏力，手足心热，口干便燥，阴道流血，或带下量多伴有臭味，舌淡少苔，脉细弱。(《癌瘤中医防治研究》)

按：本方适用于宫颈癌中晚期。治宜扶正祛邪。方中重用黄芪大补肺脾之气，补气升阳，扶正托毒为主药；辅以党参补中益气以助黄芪之功；龟甲、鳖甲、牡蛎既可滋养阴液以扶正，又可软坚散结以祛邪；蜂房、蛇蜕、全蝎解毒消肿，清热散结；地榆、荷叶、仙鹤草、茜草滋阴止血。诸药合用益气养阴，增强机体免疫功能以扶正；清热解毒，软坚散结抗癌消瘤以祛邪，补其虚而祛其积，故有较好的疗效。

■ 椿甲丸治子宫内膜癌

◎ 蛇床子、鳖甲、龟甲、生牡蛎、仙鹤草各 60 克，蜂房、椿根白皮、炒小茴香、全蝎各 30 克。上药共研为细末，水泛为丸，如绿豆大，每服 6 ～ 9 克，黄芪水送下，每日 3 次。功效：清热解毒，滋阴软坚，活血止血。用于子宫内膜癌、宫颈癌初起，证属热毒血瘀内蕴，症见阴道接触性出血，白带多，味腥臭，少腹疼痛，四肢不温，舌淡红，苔白，脉沉细。(《段凤舞肿瘤积验方》)

按：方中蛇床子温肾壮阳；小茴香暖肾补虚，疏肝理气止痛；蜂房、全蝎清热解毒活血，消肿抗癌；鳖甲、龟甲、生牡蛎软坚散结；椿根白皮、仙鹤草收涩止血。本方攻补兼施，寒热并用，相反相成，共奏攻坚抗癌之功。

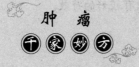

专家
medical tips
温馨提示

对子宫内膜癌患者，如治疗 5 年后无复发迹象，则以后复发的机会很少。早期治疗癌前病变是积极的举措，应根据某些可能和发病有关的因素识别癌前病变，学习掌握一些必要的防癌知识，增加自我保护意识，定期进行防癌检查；对功血或更年期综合征者，慎用雌激素治疗，以免内膜过度增生；对子宫内膜增生的病人，宜及时应用孕激素，如在医生指导下口服甲羟孕酮，连续服用 4 周，再行诊断性刮宫送病检决定治疗方案。

肿瘤千家妙方

骨 肿 瘤

凡发生在骨骼系统各种组织如骨、软骨、纤维组织、脂肪组织、造血组织、神经组织和未分化的网状内皮结构等的肿瘤统称为骨肿瘤。属中医学"骨瘤""骨疽"的范畴。

对骨肿瘤病因病机的认识，中医学有"肾主骨"之说，故认为骨肿瘤的发生与肾经亏虚、髓虚邪着相关。肾亏髓虚，外邪乘虚侵入，或暴力损伤骨骼，气血凝滞，经络受阻，日久不化，蕴结成毒，耗伤阴液，腐骨蚀骼，聚结成瘤。恶性骨肿瘤因湿毒、热毒攻于内，使局部坚硬如石，疼痛如锥刺，甚至局部嫩热暗红，难溃难消，预后不良。骨肿瘤初、中期可选服小金丹、西黄丸、肿节风片剂等中成药。晚期若脾肾阳虚，身体羸弱，贫血、消瘦，应扶正补虚为主，如归脾汤、肾气丸、人参养荣丸等，均可选用。

■ 辨证选方治骨肿瘤

验方 1　清营汤加减方

◎ 生地黄 15 克，玄参 15 克，丹参 30 克，牡丹皮 15 克，金银花 30 克，连翘 10 克，麦冬 10 克，黄连 10 克，竹叶 30 克，青黛 3 克，紫草根 30 克，赤芍 15 克，土鳖虫 15 克，蜈蚣 5 条，甘草 6 克。水煎服，每日 1 剂。功效:清热凉血，解毒消痈。适用于骨肿瘤毒热蕴结型。症见病变局部疼痛，肿胀或肿块，局部温度较高，皮色正常或青紫，功能障碍，神倦纳差，口干渴，便结尿黄，舌质红，苔薄黄或黄厚，脉弦数。

验方 2　六君子汤加减方

◎ 党参 15 克，白术 10 克，茯苓 15 克，陈皮 10 克，半夏 10 克，天南星 10 克，白芥子 10 克，当归 15 克，薏苡仁 30 克，制乳香 10 克，制没药 10 克，忍冬藤 30 克，补骨脂 15 克，甘草 6 克。水煎服，每日 1 剂。功效:健脾利湿，解毒止痛。适用于骨肿瘤湿毒留着型。症见身困倦怠，四肢乏力，虚肿，病变局部肿胀疼痛或破溃流液，或便溏不爽，舌淡胖或暗淡、有齿印，苔白滑腻，脉滑。

验方 3　身痛逐瘀汤加减方

◎ 桃仁 10 克，红花 10 克，当归 15 克，川芎 10 克，牡丹皮 10 克，延胡索 15 克，制乳香 10 克，制没药 10 克，补骨脂 10 克，赤芍 15 克，香附 10 克，土鳖虫 30

克，甘草 6 克。水煎服，每日 1 剂。功效：活血散瘀、消肿止痛。适用于骨肿瘤瘀血内阻型。症见面色晦暗，唇暗红（紫），患部持续疼痛，肿块固定不移或坚硬，表面肤色暗紫或脉络曲张显现，舌紫暗、有瘀点，脉涩或弦细。

验方 4　济生肾气丸合三骨汤加减方

◎　生地黄 20 克，山茱萸 15 克，女贞子 30 克，牡丹皮 10 克，骨碎补 15 克，补骨脂 15 克，透骨草 20 克，自然铜 10 克，川续断 10 克，当归 15 克，黄柏 10 克，知母 10 克，肿节风 30 克，核桃树枝 30 克，寻骨风 10 克，甘草 6 克。水煎服，每日 1 剂。功效：滋肾填髓，降火解毒。适用于骨肿瘤肾虚火郁型，局部肿块肿胀疼痛，皮色暗红，疼痛难忍，朝轻暮重，身热口干，咳嗽，贫血，消瘦，行走不便，倦怠神惫，舌暗唇淡，苔少或苔黄，脉沉弦或细数无力。

注：以上 4 方引自《中医抗癌 300 问》。

■ 阳和汤治骨肿瘤

◎　熟地黄 30 克，白芥子、陈皮各 6 克，鹿角胶、炮山甲各 9 克，干姜炭、麻黄各 1.5 克，肉桂、生甘草各 3 克，酒炒当归、醋炒延胡索各 12 克。用法：水煎服，每日 1 剂。伍用小金丹（成年人每次 0.6 克，即 1 丸；病重者每次 1.2 克，每日 2 次，捣碎，温黄酒或温开水送下，醉盖取汗）。主治：溶骨性肉瘤。（《实用中西医肿瘤治疗大全》）

■ 调元肾气丸治骨肿瘤

◎　淮生地黄（酒煮捣膏）120 克，山茱萸 60 克，山药 60 克，牡丹皮 60 克，白茯苓 60 克，人参 30 克，当归身 30 克，泽泻 30 克，麦冬（捣膏）30 克，龙骨 30 克，地骨皮 30 克，木香 9 克，砂仁 9 克，黄柏（盐水炒）15 克，知母（童便炒）15 克。制法：上为末，鹿角胶 4 两，老酒化稠，加蜜 4 两，同煎滴水成珠，和药为丸，如梧桐子大。用法：每服 80 丸，空心温酒送下。主治：房欲劳伤，忧恐损肾，致肾气弱而骨失荣养，遂生骨瘤，其患坚硬如石，形色或紫或不紫，推之不移，坚贴于骨，形体日渐衰瘦，气血不荣，皮肤枯槁，甚者寒热交作，饮食无味，举动艰辛，脚膝无力者。禁忌：忌白萝卜、烧酒、房事。（《外科正宗》卷二）

■ 六军丸治骨肿瘤

◎ 蜈蚣（去头、足）、蝉衣、全蝎、僵蚕（炒，去丝）、夜明砂、穿山甲各等份。用法：上药共研为细末，神曲糊为丸，如粟米大，朱砂为衣。每服 1.0 克，空腹时用酒送下。主治：骨肿瘤，肿瘤已成未溃者。禁忌：服药期间，忌大荤煎炒。（《外科正宗》卷二）

■ 琥珀黑龙丹治骨肿瘤

◎ 琥珀 30 克，血竭 60 克，京墨、五灵脂（炒）、海藻、海带、天南星（姜汁拌，炒）各 15 克，木香 9 克，麝香 3 克。用法：上药各研为细末，和匀再研，炼蜜为丸，每丸 3 克重，金箔为衣，晒干密收。每用 1 丸，以热酒适量，量病上下，食前、食后化服。如患在下部，服后随用美膳压之。主治：瘿瘤、骨瘤不论新久，但未穿破者。（《外科正宗》卷二）

■ 骨瘤散治骨肉瘤

◎ 组成：①蜈蚣、全蝎、白果、斑蝥各 9 克，东丹（铅丹）30 克，生石膏 15 克，共研细末。②白矾、生石膏各 15 克，天南星、蟾酥各 1.5 克，玉桂（肉桂）45 克，共研细末。③生地黄、石见穿、煅牡蛎各 15 克，玄参、知母、神曲各 9 克，半枝莲 30 克，牡丹皮 4.5 克。用法：先将方①药末轻放在小膏药上，远离臀部，循经贴上小膏药，7 日以后，将方②药粉撒在大膏药上，贴患处臀部；在其间内服方③，水煎服，每日 1 剂。主治骨肉瘤。（《段凤舞肿瘤积验方》）

■ 黑退消掺阳和解凝膏治骨肿瘤

◎ 生川乌、生草乌、生天南星、生半夏、生磁石、公丁香、肉桂、制乳没各15克，制松香、硇砂各9克，冰片、麝香各6克。上药除冰片、麝香外，各药研细末后和匀，再将冰片、麝香研细后加入和匀，瓶装备用，勿使漏气。用时将药粉均匀撒在阳和解凝膏上敷贴患处。有行气活血、祛风逐寒、消肿破坚、舒筋活络之功效。（《中医抗癌300问》）

■ 骨痨散治骨巨细胞瘤

◎ 藤黄180克，生川乌、生草乌、生白及、山慈菇、木芙蓉、当归尾、赤芍、红花、制乳香、制没药各120克，血竭150克，麝香6克，冰片20克。上药共研为细末，贮瓶备用。每次取药末适量，用开水调成糊状，外敷患处，3日换药1次。（《实用中西医肿瘤治疗大全》）

按：骨巨细胞瘤为骨原发的良性侵袭性肿瘤，占原发骨肿瘤的20%。20—40岁为最好发年龄，约占80%。好发部位为股骨下端和胫骨上端（膝关节周围），其次为肱骨近端和桡骨远端，其他部位有椎体、骶骨、髂骨、腓骨近端、胫骨远端等。主要表现为局部疼痛，逐渐加重，随着病情进展，可有肿胀，压痛。无发热、消瘦等全身表现。

■ 骨瘤粉外敷治骨肿瘤

◎ 三棱、莪术、生半夏、土鳖虫、生川乌、商陆、桃仁、乳香、没药各9克，红花6克，雄黄3克，木鳖子0.9克，斑蝥各0.9克，麝香0.3克。上药研细末，制成散剂。撒敷于肿瘤处，或用蜜糖调和后涂患处，隔日1次。用药后偶有局部瘙痒、起发水泡，一般停药数日即可自愈。如严重时可将处方中斑蝥去除，改用阿魏3克，反应即减轻。功能活血止痛，抗癌消肿，主治骨肿瘤。据报道，用本

方治疗骨肿瘤有一定疗效。(《光明中医杂志》1999 年第 1 期)

■ **散血膏敷贴治骨肿瘤**

◎ 天南星、防风、白芷、柴胡、土鳖虫、自然铜、桑白皮各 9 克，升麻 6 克，细辛、荆芥、当归、甘草各 7.5 克，续断 10.5 克，风藤 12 克，附子、过山龙（为葡萄科植物马头叶蛇葡萄的根皮）各 15 克，猴骨、龙骨、桂皮各 18 克，牡丹皮 21 克，生黄芪 39 克，红丹 500 克，香油 1000 毫升。制法：先将香油煎熬，后加诸药煎枯去之，最后再加入丹药为黏稠状，待降温后涂于牛皮纸上备用。用时将散血膏敷贴于患处。功能温阳散寒，消肿散结。主治骨肉瘤，溶骨性骨肉瘤。(《癌症的中西医最新疗法》)

按：据报道，用本方局部敷贴结合抗癌片内服治疗 1 例左股骨上段溶骨性骨肉癌合并骨折者，坚持治疗 4 个月，获基本治愈。此后继续用药，一般情况良好。12 年后复诊时检查患肢稍短，X 线检查示骨密度增加，轮廓清晰。

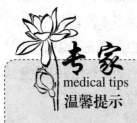

专家 medical tips 温馨提示

患者千万勿纵欲伤肾，防止肾虚房劳；
患肢制动，以防病理骨折；
注意肺部转移，定期进行 X 线检查。

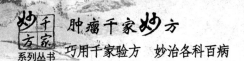
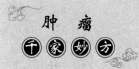 白 血 病

　　白血病是人体血液中白细胞的恶性病变，亦称血癌。按白细胞发育成熟的程度区分，可将白血病分为急性、慢性两种。根据白血病的临床特点，中医学多将其归属于"虚劳""热劳""急劳"的范畴。由于有出血、发热、肝脾肿大、淋巴结肿大诸症，又可分别归属于"血证""温病""瘀积""癥瘕"和"痰核"等证。目前，对白血病属于中医学"温病"范畴，已得到国内外学者的公认，近年又有关于白血病属于"伏气温病"之说。对白血病多角度地去研究认识，对于探讨白血病的病因病机、临床表现和治疗用药，并指导中医辨证论治，起到了积极的作用。

　　白血病的基本治疗原则：清热解毒和扶正顾本兼顾。白血病初起，壮热、出血、肝脾肿大，特别是急性白血病都显见热毒炽盛、耗血动血、瘀血停滞征象，但亦并见伤阴，因此，初起即可用甘寒、咸寒养阴之品，且多为苦寒清热并用。再者，温病学派王孟英曾指出，治温以保阴为第一要义，白血病既从温病或伏气温病论治，就应强调滋填真阴、顾护胃津、益气养阴。白血病缓解期更应注意益气健脾、滋肾养阴，扶助正气，以达到长期缓解或治愈目的。

■ 参芪杀白汤加减治白血病

　　◎ 黄芪15克，党参15克，天冬10克，沙参15克，生地黄12克，地骨皮12克，黄芩10克，半枝莲15克，白花蛇舌草30克，甘草6克。用法：水煎服，每日1剂。功效：益气养阴，清热解毒。适用于白血病气阴两虚型。症见气短乏力，腰酸膝软，自汗盗汗，反复低热，食少纳呆，皮肤时有紫癜，脉细数，舌淡

少苔。(《湖南中医杂志》2006年第2期)

■ 犀角地黄汤加减治白血病

◎ 水牛角(研粉分吞)30克,赤芍12克,生地黄30克,牡丹皮12克,龙葵15克,生石膏30克,知母9克,玄参15克,茜草15克,黄芩10克,白花蛇舌草30克,大青叶30克,白茅根30克,栀子10克,半枝莲30克,甘草6克。用法:水煎服,每日1剂。功效:清热解毒,凉血止血。适用于白血病热毒炽盛型。症见壮热口渴,皮肤紫斑,齿、鼻衄血,血色鲜红,黑便。舌红苔黄,脉洪数。(《中医抗癌300问》)

■ 桃红四物汤合鳖甲煎丸加减治白血病

◎ 桃仁15克,红花10克,当归10克,川芎10克,赤芍12克,丹参15克,鳖甲15克,大黄6克,生牡蛎30克,熟地黄20克,荔枝草20克,蛇六谷15克,甘草6克。用法:水煎服,每日1剂。功效:解毒化瘀,化痰散结。适用于白血病瘀毒内蕴型。症见形体消瘦,面色暗滞,颈有瘰疬,胁下痞块,按之坚硬,时有胀痛,低热盗汗,舌质暗紫,或有瘀斑、瘀点,苔薄白,脉细涩而数。(《中医抗癌300问》)

按:临床上,白血病的早期或缓解后复发期,邪实而正气未虚时,以攻为主,可在上述辨证施治基础上,选加半枝莲、黄药子、白花蛇舌草、山豆根、龙葵、蟾酥等。在疾病中期处于邪正斗争,正气渐虚而邪气尚实,则应攻补兼施,予养阴清热解毒之品,如补阴丸、沙参、西洋参、天冬、麦冬、石斛等。疾病晚期,或化疗后期正气虚而邪气盛,或表现为机体机能衰竭者,此时应以补为主、兼以清热解毒,用参芪升白汤加减。在化疗期间,病人多有恶心、呕吐、食少、纳呆、体倦乏力等表现,可及时给予生脉散(人参、麦冬、五味子)合二陈汤(半夏、陈皮、茯苓、甘草)以益气养阴,健脾和胃,减轻化疗带来的胃肠道反应,保证

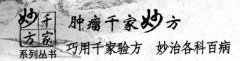

化疗的顺利进行。

■ 青黄散治白血病

◎ 青黛、雄黄以 9 ∶ 1 重量比，混合研细后，加 4% 吐温 -80 制成。每日 10 克，分 3 次口服，并配合中医辨证施治内服汤剂，临床治疗慢粒的总缓解率达 100%。（中医研究院西苑医院方）

按：国内学者颜德馨教授亦用青黄散治疗慢性粒细胞性白血病，青黛与雄黄之比例常用 9 ∶ 1 或 8 ∶ 2。两药研末后装入胶囊或压成片剂。先从小剂量每次 3 克，每日 3 次开始，饭后服用，如无明显不良反应，可增到每次 5 ～ 6 克，每日 3 次。经治疗 54 例慢粒患者，完全缓解率为 70%，总缓解率 98%。并在临床上用以治急性早幼粒细胞性白血病，获理想疗效。

青黄散服用后对正常造血组织无明显不良反应，但部分患者有恶心，腹痛，便溏次数增多，少数见黏液便或血便。此外，尚可有色素沉着，手脚掌皮肤增厚。疼痛，皮疹极少。如不良反应严重，特别是便血，皮疹时，应及时停药。此外，雄黄含有三硫化二砷，为防止砷中毒，可在服药过程中，每 2 个月用三硫丁二钠 1.0 克加入 50% 葡萄糖 40 毫升缓慢静脉注射，每日 1 次，连用 3 天，促进砷的排泄，效果较好。

■ 大黄䗪虫丸治白血病

◎ 大黄䗪虫丸乃《金匮要略》方，含有活血化瘀作用较强的大黄、䗪虫、干漆、桃仁、水蛭、虻虫等药，也有缓中补虚的地黄、芍药、甘草等药，祛邪扶正，破中有补。安徽安庆市立医院内科用此治疗慢粒巨脾患者，发现该药对缩小脾脏的疗效甚佳，并能消除胸痛，对于血和骨髓的幼稚细胞有抑制作用。用法：大蜜丸（3 克）每次 1 丸，每日 2 ～ 3 次，4 周为 1 个疗程。（《安庆医学》1986 年第 3 期）

■ 抗白丹治白血病

◎ 雄黄、去皮巴豆、生川乌、乳香、郁金、槟榔、朱砂各 3 克,大枣 7 枚。用法:以上剂量制 90 丸,成年人每日服 4 ~ 8 丸,小儿 1 ~ 4 丸,以后酌情增量。服后第 7 ~ 28 天间取鲜回回蒜茎叶捣烂,均匀地敷于中脘穴周围,再外撒散药(地榆炭、麦芽炭等研细末)。临床报道,单用此法或配合化疗治疗急性白血病获良效。(原名七星丸,为北京市房山县民间验方)

■ 白虎抗癌汤治白血病邪毒发热

◎ 石膏 30 克,知母 12 克,山栀 12 克,白花蛇舌草 30 克,龙葵 30 克,七叶一枝花 30 克,青黛 10 克,土茯苓 30 克,山豆根 15 克,黄芪 15 克,当归 12 克,丹参 15 克,甘草 6 克。功效:清热解毒,扶正祛邪。适用于急性白血病邪毒发热。为急性白血病本身所引起,临床症状以发热为主,无明显感染灶,伴有贫血、轻度出血、骨痛,或有肝脾肿大,苔黄、脉数或弦滑数。

■ 参芪地黄汤治白血病内虚发热

◎ 黄芪 15 克,太子参 30 克,当归 10 克,熟地黄 10 克,生地黄 15 克,天冬 12 克,何首乌 20 克,龟板 18 克,浮小麦 30 克,地骨皮 15 克,白薇 12 克,银柴胡 12 克,土茯苓 15 克,半枝莲 30 克,龙葵 15 克,甘草 6 克。用法:水煎服,每日 1 剂。功效:益气养血,滋阴清热,解毒抗癌。适用于白血病气血(阴)两虚型发热病人,症见低热,贫血,手足心热,盗汗、自汗,脉细数。

■ 简便验方治白血病

验方 1 癞蛤蟆散

◎ 癞蛤蟆 1 只,砂仁 9 克。将砂仁从癞蛤蟆口中填入腹内,用黄泥包好放在火上烤酥后,去焦土,研细末。每次 3 克,每日服 3 次。主治:慢性粒细胞性

白血病。(《实用中西医肿瘤治疗大全》)

按：临床报道，蟾蜍浸酒治各型白血病的完全缓解率为25%，总缓解率为75%。干蟾、蟾皮或单服，或在复方中应用，亦属常见。研究认为，蟾蜍具有增强 B 细胞作用，还有抗炎、抗感染、治疗白血病和恶性肿瘤等作用。

验方 2　黄鼬粉

◎　黄鼠狼去皮及内脏焙干研粉，每次 2～3 克，日服 2 次。主治：急性粒细胞白血病、急性单核细胞白血病。(《实用中西医肿瘤治疗大全》)

验方 3　安露散

◎　蜈蚣、全蝎、僵蚕、土鳖虫各等份。以上各药烘干研末，制成内服散剂或糖块（每块含药量 0.3 克）。口服，每次 0.3～1.0 克，一般用 0.7 克，每日 3 次。慢性粒细胞白血病每次服 0.3 克为宜，可蒸鸡蛋和服。(《肿瘤良方大全》)

验方 4　青黄二香散

◎　青黛 30 克，雄黄、乳香各 15 克，麝香 0.5 克。共为细末。每次服 0.2 克，每日 3 次。主治慢性粒细胞型白血病。(《中医抗癌 300 问》)

■ 辨证选方治白血病合并出血证

验方 1　清热解毒，凉血止血法

◎　水牛角 30 克，生地黄 30 克，赤芍 15 克，牡丹皮 12 克，栀子 12 克，紫草 15 克，山豆根 12 克，白花蛇舌草 30 克，女贞子 15 克，墨旱莲 20 克，甘草 6 克，黄芪 15 克。用法：水煎服，每日 1 剂。热盛出血加生石膏 30～60 克，临床实践证明生石膏为白血病合并感染而兼见发斑出血之要药，曾有人用至 150～300 克。本方治白血病热毒内盛之出血证，出血多暴起，血势迅涌，血量多而色红，或有齿龈、鼻、皮肤出血，甚则舌有血疱；发热可为轻、中度，偶有壮热，舌红苔薄黄，脉数。

验方 2　清热凉血，祛瘀生新法

◎ 牡丹皮 12 克，丹参 20 克，三七粉 3 克，水蛭 6 克，虻虫 6 克，赤芍 15 克，桃仁 12 克，红花 9 克，蒲黄 12 克，甘草 6 克。用法：水煎服，每日 1 剂。另用云南白药 0.4 克，每日 2 次，吞服。本方用于白血病血瘀阻络之出血证。症见血溢络外，出血量不一，血色紫暗，或皮下紫暗瘀斑，肝肿大，舌紫暗有瘀点、瘀斑，脉细涩。

验方 3　扶正补虚，益气摄血法

◎ 黄芪 30 克，人参（另炖）10 克，党参 15 克，白术 12 克，甘草 6 克，三七粉 3 克，升麻炭 9 克，枸杞炭 15 克，仙鹤草 30 克，白及 30 克，补骨脂 15 克，五倍子 12 克。用法：水煎服，每日 1 剂。本方用于白血病后期虚损益甚，血不归经之出血证，出血虽缓，但血量常多，伴气短、乏力、神疲、面白、心悸、自汗，舌淡白，脉虚弱无力。

按：急性白血病病人骨髓受侵，凝血机制发生紊乱，特别是中期极易发生出血。其出血之病机多为热迫血行，如"热伤阳络则衄血，热伤阴络则便血"。临床上的阴虚内热期出血，多以鼻衄、肌衄、齿衄、便血为多，甚至可致颅内出血而危及生命。

在急性白血病合并出血的治疗上，应按中医学"温病"之"营分证""血分证"，或从"血证"论治。清·唐容川《血证论》中的治血四法——止血，活血，宁血，补血，亦可资临床借鉴。一般来说，高热出血者应清热解毒，凉血止血；热退后，对溢于脉外，停于肌肤之瘀血，则予清热化瘀法，达到祛瘀生新之目的；后期脏腑亏虚，气血大伤，气不摄血而致出血者，宜补气摄血，并注意调理脏腑善后。白血病出血治疗方中常可参入阿胶、鱼鳔胶、童便等内服。外治可用附子，生姜同捣敷两足心，同时用大黄末敷两太阳穴。

■ 白血病化疗后食疗方选粹

验方 1　红枣膏

◎ 大红枣 1000 克，红糖 300 克，白糖 100 克，蜂蜜 400 克。制法：将红枣洗净，放入砂锅，加足水量，用大火煮沸，改用中火煨煮至红枣糊烂，用洁净的双层纱布过滤，去核及粗渣，将过滤所得枣泥糊，熬成稠糊状，加红糖、白糖，改用小火收干，加蜂蜜拌和，停火，待凉后装罐或装入大口玻璃瓶中，加盖备用。服法：每日 2 次，每次 30 克，温开水送服。功效：益气养血，健脾生津。适用于白血病化疗后气血两虚者。症见头晕目眩、心悸气短、倦怠乏力、失眠多梦、自汗、食欲减退、面色萎黄、腹胀便溏等。

验方 2　洋参银耳鸡蛋羹

◎ 西洋参 3 克，银耳 15 克，鸡蛋 2 只。制法：将西洋参用水洗净，晒干或烘干，研为细粉备用。鸡蛋打入碗内，调匀至起泡沫。银耳用水发开，洗净，撕成碎片。将银耳放入锅中，加适量水，用大火煮沸后，改用小火煨烂。将鸡蛋汁、西洋参末徐徐倒入，搅拌均匀，再煮沸 2 ～ 3 分钟即成。每日 1 剂，早晚分食。功效：养阴生津，升白细胞。适用于白血病化疗后气阴两虚者。症见头晕目眩、气短乏力、面色少华、心悸失眠、口干咽燥、低热不退或五心烦热、腰酸耳鸣、盗汗等。

验方 3　枸杞桂圆茶

◎ 枸杞子 30 克，桂圆肉 10 克。制法：将枸杞子、桂圆肉分别拣去杂质，洗净，晒干或烘干，一分为二，每份含枸杞子 15 克，桂圆肉 5 克，备用。冲茶饮用，每日 2 次，每次取 1 份，放入杯中，以沸水冲泡，加盖闷 15 分钟即可频频饮服，一般每份可连续冲泡 3 ～ 5 次，冲泡至最后，可嚼食枸杞子及桂圆肉。功效：滋补肝肾，养血健脾。用于白血病化疗后肝肾阴虚者。症见头晕、耳鸣、视物昏花、全身疲乏、精神不振、头发稀少、色淡枯黄、甚至头发全落、肢体麻木等。

验方 4　当归红枣羊肉羹

◎ 当归 30 克，红枣 10 枚，羊肉 100 克，藕粉 100 克。制法：将当归洗净，切片入锅，加水煎取浓缩汁。红枣用冷水浸泡 1 小时，去核。羊肉洗净，剁成肉糜，与红枣肉、当归浓缩液同入锅中，加适量清水，用小火煨炖至羊肉熟烂，趁热调入藕粉，搅拌成稠羹即成。早晚各 1 次，当点心食用。用于白血病化疗后脾肾阳虚者。症见畏寒肢冷，全身无力，精神萎靡，气短懒言，腰膝酸软，大便不成形，小便色清，面色苍白，舌体胖大等。治宜温补脾肾，兼养精血。

■ 慢性白血病食疗方选粹

验方 1　猪脾散

◎ 猪脾、野百合各等量。共烘干研粉，和匀入胶囊，每粒 0.25 克。每服 3 粒，每日 3 次。功能解毒抗癌，消痞块。适用于急、慢性白血病肝脾肿大者。

按：慢性白血病在我国以慢性粒细胞性白血病常见，多发生于中老年人，很少发生于 25 岁以前。慢性白血病起病缓、病程长，患者多有发热、盗汗、体重减轻、晚期出现恶病质等。突出的临床特点是贫血，肝、脾及淋巴结肿大，有出血倾向并以鼻、齿龈、皮下出血为多见。属中医学"血虚""劳热""血证""癥积"和"痰核"的范畴。食疗方的选择以补虚羸，清虚热，化痰消瘀，清热凉血为原则。

验方 2　猪肝百合散

◎ 猪肝、野百合各等量。将猪肝烤干后和干燥的野百合共研成细末，每次 3 克，每日 3 次，加入适量白糖内服。功能益阴、养血、抗癌。适用于急性与慢性白血病。

验方 3　海带排骨冻

◎ 小排骨 500 克，猪肉皮、水发海带各 150 克，蒜泥、芫荽各少许及调料适量。制法：肉皮用沸水焯 2 分钟取出切小丁，与小排骨同用武火煮沸，撇沫后，烹黄酒，改用文火煮至骨酥肉成浓糊状,加入切碎的海带、酱油、盐、白糖,再煮沸3分钟离火,调入味精,淋上麻油,待凉,置冰箱内冷结成冻。用法:佐餐食用,食用时切成片,蘸蒜泥汁、芫荽末。功能解毒抗癌、补虚养血,能促进人体免疫功能,增强抵抗力。

验方4 蒜苗炒河蚌肉

◎ 蒜苗、河蚌肉各250克,蒜2瓣,调料适量。蒜苗择洗净,切成2～3厘米长的段,河蚌肉洗净,用刀背拍松,入沸水中略烫后切成片,加黄酒、盐拌匀,菜油烧熟,降温片刻爆香蒜瓣、姜末,下蒜苗煸炒半熟,入蚌肉,调入精盐、白糖,沸煮4分钟,加味精。佐餐食。功效:清热解毒,抗癌利尿。适用于一切恶性肿瘤、白血病的辅助治疗,防止复发和转移。

验方5 马齿苋阿胶汤

◎ 马齿苋60克,阿胶10克。将马齿苋洗净,水煎取汁,阿胶烊化兑入。每日分2～3次饮服。功能清热解毒、滋养补虚。主治急、慢性白血病有肠道感染,低热贫血者。

验方6 白茅花茶

◎ 白茅花10克。煎汤,取汁,内服。能凉血止血,用于白血病之鼻衄、尿血等出血症。

验方7 蜂蜡鸡蛋

◎ 新鲜鸡蛋5个,阿胶珠粉10克,蜂蜡30克。制法:蜂蜡溶化,打入鸡蛋,加入阿胶珠粉,搅匀。每日1剂,分2次食。功能活血软坚。适用于慢性白血病。

验方8 薏米甲鱼

◎ 甲鱼(鳖)(约500克)1只,薏苡仁50克,调料适量。制法:甲鱼宰杀后,用沸水烫过,脱去背部黑泥,在腹部开个十字形口,去内脏及爪内黄油,用酒、姜片、精盐渍半小时,薏米浸发后,填入甲鱼腹内,放入葱、姜、盐、味精等,清蒸 2 ～ 2.5 小时。功能滋阴补虚, 软坚散结。适用于阴虚潮热, 肝脾肿大等症。

■ 白血病合并出血食疗方选粹

咳血验方 3 则

◎ ①百合粥: 干百合研粉 30 克 (鲜者倍量), 粳米 100 克, 加冰糖适量煮粥。顿餐, 每日 1 次。②银耳粥: 银耳 10 克洗净泡 4 小时, 粳米 100 克, 大枣 10 枚先下锅, 水沸后加银耳及适量冰糖同煮粥。食法同上。③二鲜饮: 鲜茅根 150 克切碎, 鲜藕 200 克切片, 煮汁饮用。

呕血验方 2 则

◎ ①藕柏饮: 生藕节 500 克, 侧柏叶 100 克, 捣烂取汁, 加白糖或冰糖 10 克, 凉开水冲服。②鲜汁饮: 鲜生地黄 50 克, 鲜白茅根 50 克, 白糖适量。鲜生地黄、白茅根捣成汁, 加白糖。功能清热凉血。适用于白血病热毒炽盛, 血热妄行之出血证。

鼻衄验方 5 则

◎ ①藕汁蜜糖露: 鲜藕榨汁 150 毫升, 蜂蜜 30 克, 调匀内服。②金针白茅饮: 黄花菜 (干品) 100 克, 白茅根 50 克, 加水 200 毫升, 煎服。③白萝卜汁: 白萝卜榨汁, 加冰糖适量, 每次饮用 100 毫升。④猪肤红枣羹: 鲜猪皮 (去毛) 500 克, 水适量炖成稠羹; 红枣 250 克, 慢火煮透, 放入猪皮汤中, 加适量冰糖。每次食用 100 克, 每日 2 次。⑤荠菜蜜枣藕节汤: 鲜荠菜 60 克, 鲜藕节 30 克, 蜜枣 10 枚, 水两碗煎至一碗, 吃枣喝汤。

便血验方 3 则

◎ ①木耳粥: 黑木耳 30 克 (温水浸泡 1 小时), 粳米 100 克, 大枣 5 枚, 冰糖适量同煮为粥。顿餐, 每日 1 次。②黑木耳煲红枣: 黑木耳 15 ～ 30 克, 红枣 20 ～ 30 枚, 煎汤服食, 每日 1 次。③鸡冠花蛋汤: 白鸡冠花 30 克, 水 500 毫升, 煎至 300 毫升去渣, 将鸡蛋一个打入煮成荷包蛋, 加白糖适量。顿餐, 每日 1 次。

尿血验方 2 则

◎　①荠菜鸡蛋汤：鲜荠菜 200 克，水 2 碗，放入砂锅煮至剩 1 碗汁时，打入鸡蛋一个，煮熟，加盐适量。顿餐，每日 1 次。②野苋车前汤：红叶苋菜（连根）、鲜车前草各 50 克，水煎，加白糖适量。顿服，每日 1 次。

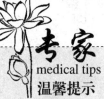

专家
medical tips
温馨提示

白血病患者"进补"有讲究

　　白血病患者及家人大多认为，白血病人体质虚弱，特别是经过化疗之后，免疫力受到很大损伤，急需"进补"以增强体力。于是，甲鱼汤、骨汤、鱼虾、牛羊肉、奶制品、禽蛋等大量补进，更有各种补血剂、人参、灵芝、冬虫夏草等名贵中药补品。人们以为这种"进补"有益体力恢复，殊不知，不合理的"进补"有害无益。

　　中医学认为，白血病患者大多气血两亏，进补是必须的。但如同治感冒要先分清风寒、风热型再用药一样，白血病人也应分清气血阴阳之偏衰辨证施补。根据中医临床观察，白血病患者大多出现手脚心热、汗多乏力、高热出血等火热症状，发病的基本病机是"热盛"而"热迫血行"。中医学认为，疾病的发生是由于人体功能的失常，导致阴阳的偏盛偏衰。中医施用补法的目的在于运用中药调整脏腑功能，改善微循环与大循环，增强体质，提高人体免疫力，使白血病得到控制或消除。

　　因此，白血病人进补的中药补品就应以"补阴"为主，如西洋参、沙参、麦冬等；而避免使用"壮阳"的补品，如人参、鹿茸、胎盘等，以免"火上浇油"。用药如此，饮食亦不例外。身体健康的人对摄入的食物具有一定的调节能力，当患病之后这种能力便减弱，必须注意调整。

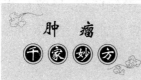

皮 肤 癌

皮肤癌是最常见的癌症之一。皮肤癌属中医学"翻花疮""黑疔""石疗""恶疮"等病之范畴。皮肤癌因位置表浅，容易早期发现、早期诊断、早期治疗，预后良好，治疗后 5 年生存率在 95% 左右。中医治疗皮肤癌多以外治为主，内治可按疮疡治法以清热毒、祛湿毒为基本治则。皮肤癌因位置表浅，容易早期发现，早期诊断、早期治疗，预后良好，治疗后 5 年生存率在 95% 左右。中医治疗皮肤癌多以外治为主，这里选介几则中医外治方药。

■ 扶正抗癌方治皮肤癌

◎ 当归 15 克，党参 15 克，金银花 15 克，陈皮 15 克，紫荆皮 15 克，牡蛎 30 克，黑木耳 30 克，黄药子 30 克，浙贝母 12 克，儿茶 15 克，夏枯草 60 克，半枝莲 60 克。水煎服，每日 1 剂，并随证加减。用于恶性黑色素瘤等皮肤癌症。（《中医抗癌 300 问》）

■ 四味汤治皮肤癌

◎ 板蓝根 120 克，金银花 9 克，连翘 9 克，皂角刺 9 克。用法：水煎服，每日 1 剂。主治：皮肤癌。对皮肤癌合并感染和周围组织严重肿痛者有良效。（《段凤舞肿瘤积验方》）

■ 双花汤治皮肤癌

◎ 金银花 18 克，天花粉 18 克，当归 18 克，皂角刺 9 克，乳香 9 克，没

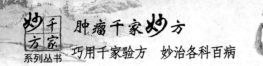

药 9 克，防风 9 克，白芷 9 克，连翘 9 克，急性子 12 克，赤芍 12 克，陈皮 6 克，川贝母 6 克，蛇蜕 6 克，甘草 9 克。用法：水煎服，每日 1 剂。(《段凤舞肿瘤积验方》)

■ 菊藻丸治皮肤癌

◎ 菊花、海藻、三棱、莪术、党参、黄芪、银花、山豆根、山慈菇、漏芦、黄连各 100 克，蜇体、马蔺子各 1 克，制马子、制蜈蚣各 50 克，紫草 25 克，熟大黄 15 克。诸药共研细末备用。再用紫石英 1000 克，煅红后置入 2000 克黄醋水中，冷却后将紫石英过滤，以滤出的蜡液和制药末，制丸梧桐子大。每次服 25～30 粒，每日 2～3 次，饭后 1 小时温开水送服。禁食刺激性食物。(《实用中西医肿瘤治疗大全》)

■ 皮癌净治皮肤癌

◎ 红砒 50 克，指甲 2 克，头发 5 克，大枣（去核）70 克，碱发白面 170 克。制法：将红砒研末，头发剪碎，指甲切细。三药混匀，放入大枣内，外用碱发面包裹如元宵样。再将包好的药丸放在木炭火中烧烤，火力不宜过大，经常翻转，力求受火均匀。煅成的药丸，当松脆如炭，以此研成细粉过筛，分装密封，备用。用法：若肿瘤破溃，分泌物多者，可用药粉直接撒在瘤体表面；若瘤体表面干燥，用香油调敷，每日换药 1～2 次。

注意：①将药涂在整个瘤体包括根部；②不要涂在正常组织上；③涂药后流出的分泌物应及时清除；④瘤体过大时可分区分批涂药；⑤用药初期，如红肿疼痛严重时，可减少用药次数。(《百病外治 500 问》)

■ 化癌散治皮肤癌

◎ 火硝 500 克，皂矾 30 克，黄丹 60 克，雄黄 9 克，朱砂 3 克，冰片适量。

制法：先将火硝、皂矾入锅内加热熔成液体，再把后几味（除冰片外）混合研成细粉，放入上述液体中，搅拌均匀，立即倒于干净的平石板上，待冷却后凝结成晶状块，再研成细粉。用法：临用时以每2克药粉加入冰片1克的比例，研细，混匀，敷于癌肿上，隔日换药1次。主治：皮肤癌。（《段凤舞肿瘤积验方》）

■ 五烟丹治皮肤癌

◎ 药用胆矾、丹砂、雄黄、白矾、磁石各30克，将药物研碎后，置大砂锅内，上面覆盖瓷碗，以熟石膏调成糊剂封固，再用黄沙掩埋（仅露出碗底）。将锅置炭火上，先文后武，煅烧72小时，取锅内药研成粉剂。外用，撒于癌肿创面，或用药线蘸药插入癌体。总有效率达100%。（《百病外治500问》）

■ 枯矾散治皮肤癌

◎ 枯矾30克，煅石膏20克，黄柏粉10克，黄升丹10克。共研为细末，以熟菜油调敷患处，每日2次。据载：治皮肤分化型鳞状上皮癌有良效。（《百病外治500问》）

■ 白梅散治皮肤癌

◎ 药用煅人中白、大梅片以6∶2的比例研末制成粉剂，以药粉撒敷创面，外敷红霉素软膏纱布，每日换药1次。临床验证，对皮肤鳞状上皮癌有效。（《皮肤病千家妙方》）

■ 三虫膏治皮肤癌

◎ 鲜马陆、鲜斑蝥、埋葬虫(又叫锤甲虫)各20克,共捣烂;再取皂角刺20克,硫黄30克,红砒15克,冰片15克,麝香5克,共研细末,与前述三虫混合研匀,备用。每用适量外敷癌肿上,上面敷盖纱布,周围正常组织用胶布紧贴保护。（《百

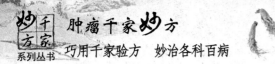

病外治 500 问》）

■ 茯苓拔毒散治皮肤癌

◎　茯苓、雄黄、矾石各等份。共研细粉，过 7 号筛，混匀备用。使用时患处常规消毒后外敷散药即可，每日 1～2 次。患处出血较多者，可撒少许三七粉，或敷本品感到干痛时，可用熟麻油调制成软膏外敷。外敷茯苓毒散的同时，可用连翘、金银花各 50 克，浓煎代茶饮，每日 1 剂。适用于溃疡性黑色素瘤。（《中医抗癌 300 问》）

■ 珍珠生肌散皮肤癌溃疡难敛

◎　溃疡难敛，久不收口者，可用珍珠粉 10 克，生肌散 20 克，象皮末 20 克，五倍子粉 20 克，黄柏末 20 克，青黛 20 克，枯矾 20 克。混匀过筛，每次用适量外敷患处，每日 1 次。（《百病外治 500 问》）

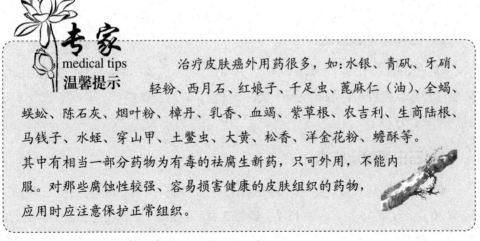

专家 medical tips 温馨提示

治疗皮肤癌外用药很多，如：水银、青矾、牙硝、轻粉、西月石、红娘子、千足虫、蓖麻仁（油）、全蝎、蜈蚣、陈石灰、烟叶粉、樟丹、乳香、血竭、紫草根、农吉利、生商陆根、马钱子、水蛭、穿山甲、土鳖虫、大黄、松香、洋金花粉、蟾酥等。其中有相当一部分药物为有毒的祛腐生新药，只可外用，不能内服。对那些腐蚀性较强、容易损害健康的皮肤组织的药物，应用时应注意保护正常组织。